KB119084

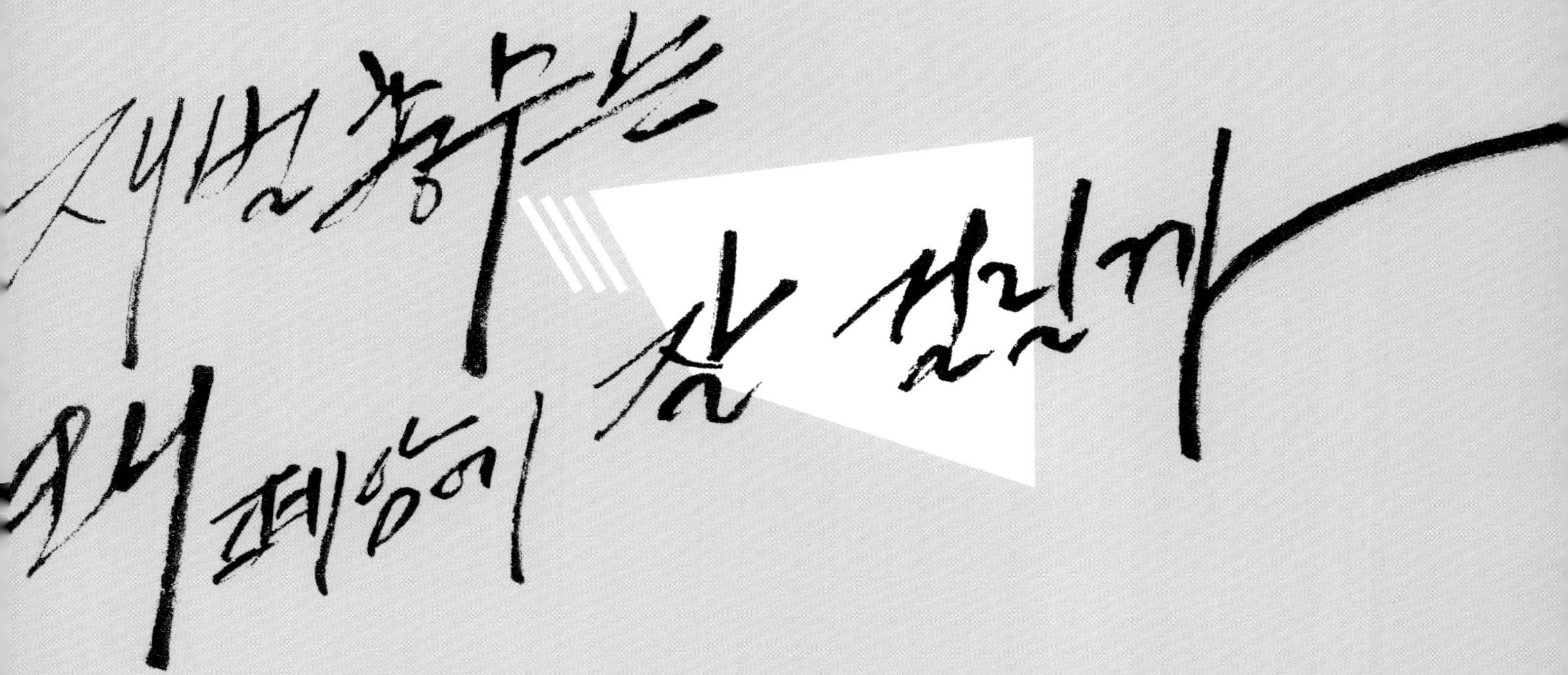
왜 폐암에

인문학 마인드로 풀어보는
재미있는 메디컬 스토리
–
재벌총수는
왜 폐암에 잘 걸릴까?

2012년 5월 30일 발행 ◎ 2012년 7월 5일 2쇄 ◎ **지은이**_김중산 ◎ **펴낸이**_조상호
◎ **펴낸곳**_(주)나남 ◎ **주소**_413-756 경기도 파주시 교하읍 출판도시 518-4
◎ **전화**_031) 955. 4601(대표) ◎ **팩스**_031) 955. 4555 ◎ **등록번호**_제 1-71호 (1979. 5. 12)
◎ **홈페이지**_www.nanam.net ◎ **이메일**_post@nanam.net
◎ **사진**_노승환 ◎ **디자인, 편집**_ROHSH

ISBN_978-89-300-8630-1 **ISBN**_978-89-300-8001-9(세트)
이 책의 저작권은 저자와 (주)나남에 있습니다.
저작권법에 의해 한국 내에서 보호받는 저작물이므로 무단 복제와 전재를 금합니다.
책값은 뒤표지에 있습니다.

재벌총수는
왜 폐암에 잘 걸릴까?

—

인문학 마인드로 풀어보는
재미있는 메디컬 스토리

글 김중산
사진 노승환

나남
nanam

추천사

융복합의 지혜를 만나는 기쁨

윤은기
중앙공무원교육원장

나는 칼럼은 맛과 멋이 있어야 한다고 생각한다. 칼럼의 맛은 우리의 심신에 영양분을 주고 멋은 기분을 상쾌하게 해주기 때문이다. 그런데 칼럼을 읽다보면 일상사를 소재로 한 칼럼은 맛이 조금 떨어지고 전문성을 소재로 한 칼럼은 멋이 조금 떨어져서 아쉬움을 느낄 때가 종종 있다.

그러나 '인문학 마인드로 풀어보는 재미있는 메디컬 스토리'는 그야말로 맛과 멋을 다 느낄 수 있다. 읽을수록 재미있고 씹을수록 맛이 느껴진다. 때로는 감탄하게 되고, 때로는 공감의 파문이 일기도 한다. 이런 좋은 칼럼집이 나온 것은 글쓴이의 융복합적 내공이 깊기에 가능했다.

메디컬은 단순한 용어지만 그 안에는 동양의학과 서양의학이 자연스럽게 융복합되어 있다. 또한 고대의학과 현대 첨단의학이 합쳐져서 새로운 맛을 내고 있다. 동시에 철학, 심리학, 문학의 관점이 첨가되면서 각종 요리재료들은 어느새 매력적인 작품으로 완성되고 있다. 융복합을 통해 작품을 만드는 일은 말이 쉽지 결코 간단한 일이 아니다. 여러 색의 물감을 섞어 놓으면 검정색으로 가고 여러 색의 광선을 섞어 놓으면 그저 흰색으로 갈 뿐이다. 생선 한 마리와 각종 요리재료를 그냥 섞어 끓인다고 맛있는 요리가 되는 것이 아니다. 그저 생선잡탕이 쉬운 일이다. 융복합을 통해 작품이 탄생하려면 마이크로한 안목의 전문성과 매크로한 안목의 비전 설정력이 있어야 한다. 동시에 이것을 연결시켜서 새로운 가치를 창출해 낼 수 있어야 한다.

평소에도 나는 글쓴이의 성품과 태도를 보면서 깜짝깜짝 놀랄 때가 적지 않다. 어떨 때는 심리학자 같고, 어떨 때는 시인 같고, 또 어떨 때는 저널리스트같이 느껴진다. 어떨 때는 선비 같고, 어떨 때는 예술가 같다. 이런 인물이라면 기인처럼 느껴질 법도 한데 결코 기인 같다고 느껴지지는 않는다. 선후배들이나 지인들에게 예의 바르고 대인관계도 원만하다. 게다가 아주 부지런한 성품이라서 늘 뭔가 배우기를 좋아한다.

나는 이번 칼럼집이 독자들에게는 축복이라고 생각한다. 세상을 이렇게 보는 것도 좋겠구나! 이렇게 살아가면 심신이 건강해지겠구나! 세상은 절묘하게도 묘한 가치의 사슬로 연결되어 있구나! 이런 공감을 하면서 행복한 깨달음을 얻게 해 주는 책이기 때문이다.

내 사무실 책상 한켠에는 법정스님의 칼럼집인 《무소유》가 놓여 있다. 아무 때나 마음이 내킬 때 집어 들고 페이지 순서에 관계없이 글을 읽으면서 마음의 힘을 얻는다. 기분이 좋아지고 머리까지 맑아진다. 이번 칼럼집도 내 책상 한쪽에 두기로 했다. 틀림없이 내 마음을 충전시켜 줄 것 같은 느낌이 들기 때문이다. 특히 이 책은 한 우물만 깊이 파고 있는 전문직 종사자들이 읽으면 좋을 것 같아 일독을 전한다. 동시에 몇십 자 문자메시지의 글밭 갈기에 빠져 허전함을 느끼며 살아가는 SNS 광팬들에게도 좋은 약이 될 수 있을 것 같다.

끝으로 이 책을 읽으면서 우리의 우주가 결코 간단한 영역이 아님을 다시 한 번 깨닫는다. 생각할 것도 많고 느낄 것도 많은 이 커다란 우주 속에서 과연 어떻게 살아가는 게 현명한 일일까? 어쨌든 존재의 소중함, 살아있음에 대한 감사의 마음까지 갖게 해주니 여전히 글쓴이가 고맙다.

머리말

아플수도 없는 중년에게 노안老眼이 던지는 인문학적 메시지

1. 드디어(?) 나에게도 노안老眼이 오고 있다. 아직도 마음은 이팔청춘인데 세월의 흐름은 어쩔 수 없는 것인가. 노안은 참으로 주도면밀하다. 나름대로 열심히 비법을 갖고 노력할 때는 딴전을 피우더니, 최근 몇 개월 동안 과중한 업무로 방심하여 양생養生을 게을리한 틈새를 보란 듯이 파고든다. 노안은 나를 상대로 36계로 치면 편안히 쉬면서 적군이 지치기를 기다리는 제 4계 이일대로以逸待老의 계책, 아니면 적 진영에 불이 난 틈을 타 물건을 훔치는 제 5계 진화타겁趁火打劫의 병법을 구사하는 모양이다.

알다시피 의학적으로 노안은 나이가 듦에 따라 수정체의 탄력이 줄어 가까이 있는 사물을 잘 보지 못하는 현상이다. 대개 40대 초반부터 나타난다. 예전에 쓰고 있던 안경을 머리 위에 올리고 뭔가를 보는 선배들을 보면 솔직히 좀 한심해 보였다. "아이쿠, 나는 저 나이까지 자리를 지키진 말아야지." 그런데 벌써 내가 그런 나이가 되었다. 실감이 나지 않는다. 아직은 40대 중반인데 말이다. 더구나 지금은 100세 시대. 옛날 사람과 견주면 최소한 10살은 빼야 하니 실상은 30대 중반에 불과하지 않은가.

허나 집에서 기르는 애완견도 노안이 오고 백내장이 생기고 치매가 오는 걸 보면, 노안은 자연스러운 노화의 한 과정임을 알 수 있다. 노안에 대한 기록은 일찍부터 나타난다. 우리가 잘 아는 고대 그리스 철학자 아리스토텔레스나 로마의 시인이자 정치가인 키케로가 주변인에게 노안의 고통을 호소한 기록이 남아있다. 중국 최고의 시인으로 시성詩聖으로 불리던 두보杜甫를 비롯한 많은 시인들도 노안에 관한 시를 남기고 있다. 구약에서 야곱이 장자인 형 에서Esau의 축복을 가로챈 것도 실상은 이삭의 극심한 노안 때문에 가능한 것이었다.

호학好學군주로 이름 높은 세종과 정조도 노안으로 고생했다. 노안이 생기기 이전부터 각종 안질로 고생이 많았던 세종대왕. '어여쁜' 백성들과 더불어 복락을 누리겠다는 그의 여민동락與民同樂의 세계는 사대부가 중심이 되는 성리학적 질서와는 거리가 있다고 여긴 탓이었을까. 그는 뜻밖에도 "성리학 관련 서적을 큰 글씨로 간행해 달라"는 주청을 거절하고 있다. 노안으로 고생하는 원로대신들이 성은을 베풀어 달라고 간청하는 데도 말이다.

정조 역시 공리공론에 치우쳤던 주자학, 즉 성리학적 근본주의를 탐탁하게 여기지 않았다는 점에서 세종과 일맥상통하는 점이 있다. 그는 "나의 시력이 점점 나빠져 경전의 문자를 안경을 쓰지 않고는 보기가 힘들어졌다"고 측근들에게 고백하고 있다. 지금도 정조가 착용했던 옥안경이 남아있다. 세종시절에는 노안을 보완해줄 안경이 없었으나, 선조 때 일본에 통신사로 갔던 김성일이 쓰던 안경이 우리나라에서 발견된 최초의 안경이라고 하니 정조 시절에는 안경이 보급되고 있었던 모양이다.

2. 노안은 중년의 표지標識다. 통상 우리는 40대를 중년으로 본다. 공자는 논어에서 인생 40은 불혹不惑이라고 했다. 불혹이란 세상의 어떤 일에도 미혹되지 않는다는 뜻인데, 과연 그럴까? 공자가 살던 춘추전국시대의 40대면 이미 손자까지 보고 인생의 절정을 구가하며 세상사에 흔들리지 않았을지 모른다. 그러나 21세기 혹독한 글로벌 경제의 불황기 한복판에 있는 우리네 40대는 사정이 다르다. 직장에서 가정에서 어디 한 곳 맘 편히 발붙일 곳 없다.

어느 문학교수의 표현처럼 요즘 불혹은 세상사에 흔들리지 않는다는 뜻이 아니다. 40대는 이제 와서 직장을 바꿀 수도, 그렇다고 맘대로 창업을 할 수도 없는 진퇴양난의 세대다. 어떤 이는 '아프니까 청춘'이라지만 40대는 '아플 수도 없는 중년'이다. 그들은 흔들리고 싶어도 흔들릴 수 없는, 역설적인 의미에서의 불혹이다. 이런 와중에 설상가상으로 눈까지 희미해진다. 규명된 사실만을 가지고 얘기해야 하는 과학 자체의 속성이기도 하겠지만 왜 노안이 오는지에 대한 수정체의 탄성 운운하는 의학적 설명은 참으로 무미건조하다. 도대체 노안이 우리에게 던지는 인문적인 메시지는 무엇일까?

휘청거리는 중년. 세상을 살며 산전수전에 공중전까지도 대충 치러 본 나이. 치열한 전쟁터에서 생긴 아직 아물지 않은 상처와 함께 전리품으로 얻어낸 인생의 신산辛酸한 맛을 구분할 능력도 있다. 분석심리학의 창시자인 칼 융은 '중년의 위기'를 '자기치유自己治癒의 과정'으로 본다. 그래서 그는 중년이 지나지 않은 사람이 타인의 정신분석을 행하는 것을 허용하지 않았을 것이다. 그런 의미에서 노안은 이제 어느 정도 지혜와 경륜도 쌓이고 세상을 관조할 여유도 생겨가고 있다는 것을 알려주는 새로운 시그널이다.

가까이에 있어 잘 보이던 사물이 희미해지고 눈이 깔깔해진다고 실망할 일도 아니다. 눈앞의 당장 보기 좋은 것만을 탐하던 근시안적 사고를 벗어나야 한다. 목전의 작은 이익에 집착하지 말고 멀리 보고, 크게 보라는 뜻이다. 자신의 내면을 돌아보는 성찰의 시간을 더 많이 가지라는 것이다. 여기서 한 발짝 더 나아가 "이젠 남이 쓴 책은 그만 좀 보고, 너 자신의 이야기를 하라!"는 뜻이기도 하다. 요컨대, 노안은 중년이라는 생의 전환점을 잘 넘기면서, "곱게 늙어가는 것의 미학"을 깨닫고, 늙음을 아름답게 받아들이라는 인문적인 메시지를 가지고 온 전령사이지 싶다.

3. 내가 대중적인 글쓰기에 관심을 갖게 된 것은 고교시절인 1980년대 〈조선일보〉에 처음 연재되기 시작한 〈이규태 코너〉가 계기였다. 당시 이규태 논설위원이 보여준 박학다식과 철저한 취재를 바탕으로 한 시의적절한 스토리텔링에 나는 압도당했다. 아카데믹한 논문만을 중시하는 강단 학자들은 저널리스트인 그를 의도적으로 폄하하는 경우도 없지 않다. 허나 많은 한계에도 불구하고 한국학을 하면서 어떤 이유로든 그에게 정신적인 빚을 지지 않은 사람은 없을 것이다.

6매 정도에 불과하지만 동서고금을 넘나드는 시사문화 칼럼을 매일매일 만들어낸다는 것이 얼마나 큰 고통이었을지는 짐작이 가고도 남는다 물론 그의 많은 저작물도 유익했다. 더구나 순수문학이나 학술적인 논문이 아닌 언론 문장은 타이밍이 가장 중요하다. "지금 이 시기에 왜 이 글이 실리는가"에 대한 적절한 계기와 타당한 근거가 있어야 한다. 이규태 위원에게는 세상에서 일어나는 모든 일이 그의 글쓰기 소재였을 정도로 다양한 분야의 다양한 소재로 글을 썼던 것으로 기억한다.

옛말에 "오동나무 이파리 하나가 떨어지는 것을 보고도 천하에 가을이 온 것을 안다"一葉落地天下秋고 했다. 한 시인은 "도구 하나가 바뀐 것을 보고도 문명의 변화를 감지할 줄 아는 감수성이 필요하다"고 했다. 대중적인 글쓰기를 하는 저널리스트들은 특히 그러하다. 다른 분야도 마찬가지겠지만, 의학과 심리학 분야의 저널리스트들도 이규태 위원처럼 예민한 촉수를 더듬어 나가면 시의성 있는 좋은 아이템을 도처에서 찾을 수 있을 것이다.

아까 말한 노안도 의학적인 팩트만을 말한다면 그건 단순한 의학정보medical information이지 의학이야기medical story가 아니다. 의학정보도 특정 시점을 계기로 풍부하고 다양한 콘텍스트context가 뒷받침된다면 흥미진진한 스토리가 될 수 있다는 게 나의 생각이다. 특히 그렇게 발굴된 소재를 인문학으로 풀어낸다면 더욱 효과가 있지 않을까? 그런 안타까움을 가지고 있던 차에 〈헬스조선〉의 〈전문의 광장〉을 비롯한 몇몇 매체에 생각날 때마다 써두었던 글을 묶어서 한 권의 책으로 낸다.

특별히 덧붙이고 싶은 말이 있다. 나는 정치에 근본적으로 관심이 없다. 특히 이념, 사상, 철학 등 자신들이 만든 일체의 틀 안에다 세상을 구겨넣기 위해 안달하는 사람들을 보면 연민의 정을 느끼는 사람이다. 더구나 자신의 틀 안으로 다른 사람이 들어오지 않는다 하여 상대방을 폄하하고 비난하는 사람은 경멸한다. 본문 중에서 특정 정당이나 정치인의 이니셜이 거론된 것은 단순히 집필 당시의 시의적인 정황일 뿐이다. 나는 정치에 대하여서는 완전한 가치중립이다. 삶의 진정성을 확보해주지 않는 것은 모두 무의미할 뿐이다.

부모님에 대한 감사는 오히려 불경이라 했다. 자식에 대한 두 분의 한량없는 사랑을 한두 구절의 수사修辭로 대신할 수는 없다는 뜻일 게다. "내리사랑은 있어도 치켜 사랑은 없다"는 말에 나는 공감한다. 고마울 뿐이다. 또한 생면부지의 타인으로 만나 살을 맞대며 헌신하는 아내에 대한 감사를 표시하는 것은 그것이 비록 모독이라 할지라도 나는 기꺼이 할 것이다. 내가 좋아하는 공부를 하겠다고 처자식 내팽개치고(?) 유학갈 때도 기꺼이 받아주었던 아내에게 한 번도 진심으로 고맙다는 말을 못 했다. 이 자리를 빌려 감사한다. 무심한 양치기가 방목放牧하는 양처럼, 초원에 풀어놓아도 잘 자라주고 있는 사랑하는 내 아들과 딸에게도 고마움을 전한다.

또한 자신의 귀한 사진들을 기꺼이 내주고 책의 디자인까지 맡아준 노승환 작가에게 감사한다. 고령에도 불구하고 내 책을 위해 친히 그림을 그려주신 조선일보 김도원 화백님께 고마움을 어찌 표현해야 할지 모르겠다. 무엇보다도 기꺼이 출판을 허락해 준 나남출판사 조상호 대표님께도 감사드린다.

요즘 인문학 서적이 많이 출간되고 있다. 좋은 저자도 좋은 책도 많다. 한 나라의 인구가 최소한 1억 이상은 되어야 어떠한 종류의 책을 내도 그 책을 사주는 고정 독자층이 생기고, 또다시 다양한 분야에 새로운 책이 나오는 선순환이 가능하다는 출판계의 속설을 비웃는 것 같아 오히려 기분이 좋다. 내가 이러한 출판계의 동향에 무임승차하는 건 아닌지 모르겠다. 뜻만 컸지, 붓은 불민하여 졸렬한 문장밖에 나오지 않았음을 고백한다. 독자 여러분의 질책과 격려 모두 달게 받을 준비가 되어있다.

창경궁 뜰 안이 내려다 보이는 서재에서

김중산

차례

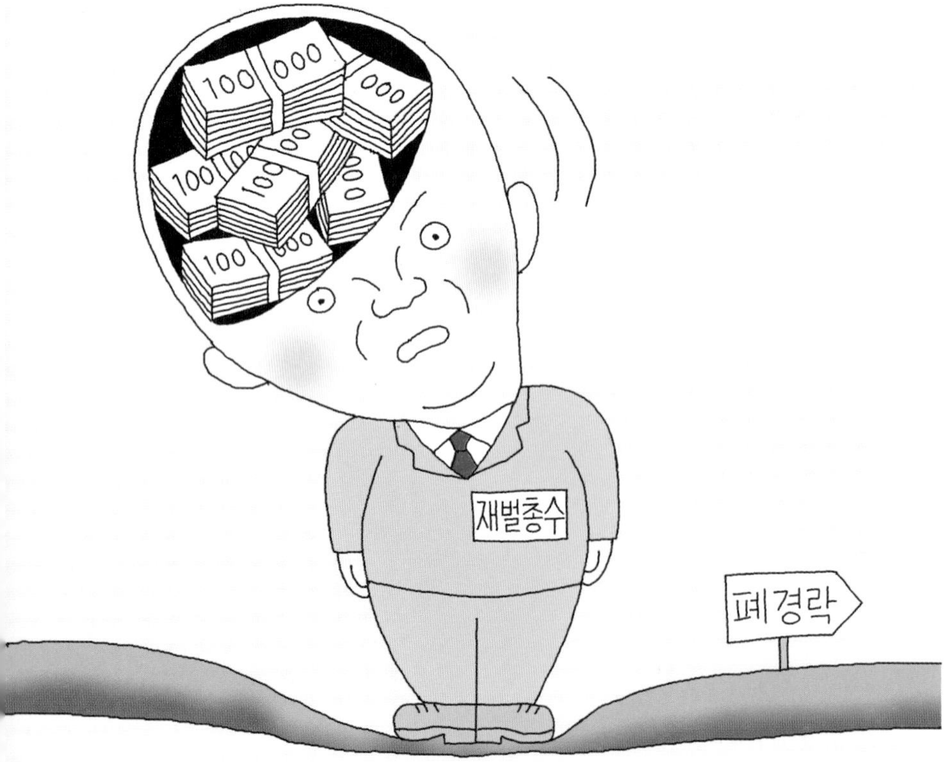

김도원 / 조선일보 화백

똑똑한 환자 많아 요즘 의사들 피곤해요

세상은 돌고 도는 것이며, 역사 또한 기약 없이 되풀이되는 것인가. 한동안 납이 든 꽃게로 세상이 떠들썩하더니, 이제는 중국산 김치파동이다. 연전에 필자는 한약재를 포함한 중국산 농수산, 축산물의 품질과 유통문제를 논한 적이 있다. 넓은 국토면적에 따른 중국의 다양한 기후, 광범한 식생대와 값싼 인건비를 고려할 때, 이러한 저질 한약재와 식품류의 범람은 필시 사람과 시스템이 혼재된 구조적인 문제임을 비판한 것으로 기억한다. 특히 한약재의 경우에는 값싼 한약재로 높은 마진을 올리려는 한의사도 책임을 면키 어렵다는 지적도 한 사실이 있다. 의가醫家가 문제라고 병가病家인들 문제가 없으랴. 오늘은 의사의 오류가 아니라 환자나 보호자의 오류에 대해서, 《의학심오》醫學心悟와 《만병회춘》萬病回春에 나온 환자의 오류나 환자가 지켜야 할 수칙을 주요한 근거로 해서 얘기해 보자.

환자의 첫 번째 잘못은 역시 초기에 치료시기를 놓치는 것이다.早失計 발병 초기에 방심해서 몸이 계속 허약해지고 병세도 가중되는데도 좋은 의사를 택해擇名醫 초기에 치료하지 않으면 아무리 고명한 의사라 해도 그 치료가 쉽지 않은 법이다.

두 번째 잘못은 의사에게 자신의 질병상태를 솔직하게 말하지 않고 오히려 숨기면서 의사의 진단수준을 알아보려 하는 것이다不直說. 자기 질병의 감염과 발작에 대해서는 환자 자신이 가장 잘 아는 법이고, 특히 현상적으로 드러나는 증상을 갈피 짓고 문진問診을 총화하여 진단을 하는 한의학은 문진이 없이는 제대로 된 진료가 불가하다고 해도 과언이 아닌데, 무슨 점쟁이에게 내 운세 한번 알아 맞혀보라는 식이면 곤란하다.

특히 요즘엔 인터넷상에 오른 많은 자료들과 의료서적의 범람으로 겉똑똑이 환자들이 많아져서, 아직 임상검증도 끝나지 않은 최신 자료들을 들이대며 의사를 시험하려 들거나, 명확히 다른 세계관에서 출발한 동서의학의 차이를 무시하고 한의사에게 양의학적 진단과 설명을 요구하는 환자도 많아, 이래저래 의사들은 피곤하다.

세 번째 잘못은 환자가 성정이 조급性躁急하여, 자신의 병세가 어떻게 변화하고 있는지 잘 관찰하지 못하는 데다가不相勢 약을 복용하면 병을 고칠 수 있다는 믿음을 갖고肯服藥 의사가 처방해준 방법에 따라서 복용 시의 주의사항을 잘 지켜야 하는데도 그를 제대로 지키지 않는 것이다. 특히 한약은 복용법에도 일정한 원칙이 있어, 차게 해서 먹을지, 데워서 먹을지, 공복에 혹은 식사 후에 먹을지 등 여러 요인이 약효에 많은 영향을 끼친다. 또한 질병이 호전되고 있으면 계속 약을 먹어 치유를 느긋하게 기다릴 줄도 알아야 하는데 이 의원, 저 병원 다니며 의사를 바꾸는 이른바 "의사유람, 병원쇼핑"을 일삼는 것이다.

네 번째 잘못은 역시 환자들이 환자로서의 기본적인 신체적, 심리적인 안정을 취하지 않고 몸을 망령되이 다루는 것이다. 환자가 쉽게 화를 내거나最善怒 지나치게 우울해苦憂思하면 기氣가 역류하고, 정신적·신체적 스트레스를 관장하는 간목肝木의 기가 지나쳐서 비토脾土를 상하여 소화장애를 비롯하여 원기를 상하게 되니, 환자는 마땅히 수양에 힘써 정기를 보호해야 한다.

다섯 번째, 환자가 함부로 찬바람에 노출染風寒되지 않고 음식을 조심하거나, 성생활을 삼가지節飮食, 終房室 않으면 안 된다는 것쯤은 상식이겠으나, 말을 많이 하는 것을 좋아하는 것好多言이 큰 잘못임을 아는 사람은 드문 것 같다. 말이 많으면 정기가 손상되어 건강을 회복하기가 지극히 어렵다는 건 의가의 상식이다. 환자는 물론이고 일반인들도 새겨들어 모름지기 근신하고 수양할 일이다.

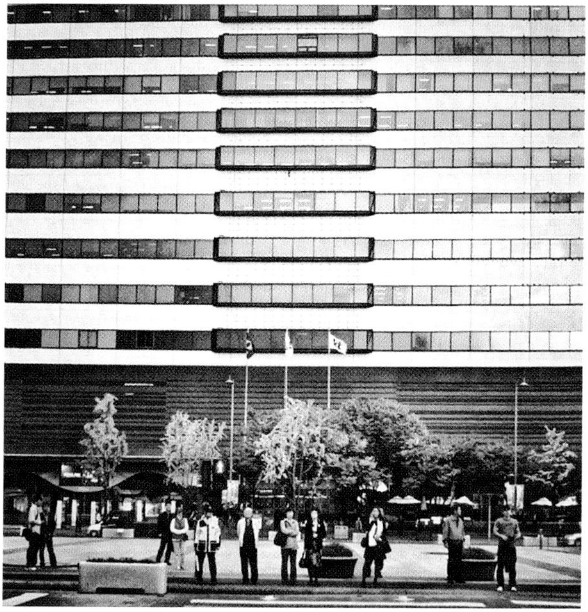

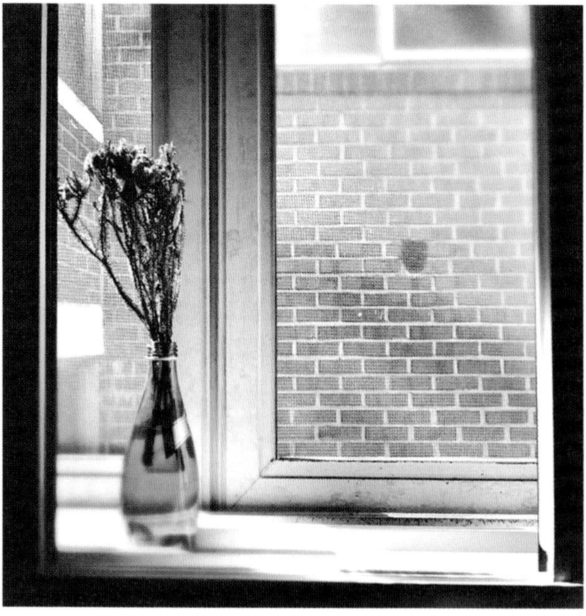

어성초 열풍 : 생선비린내 나는 약초가 유행이라고요?

세상을 바라보는 시각이나, 사물과 사람을 갈피 짓는 기준은 당연하게도 여러 가지가 있다. 우리나라 사람을 보약을 먹는 사람과 먹지 않은 사람으로 가르는 우스개가 있다. 외국 원정에 불법행위도 불사하며 웅담과 녹용을 매점매석하듯 사들이고, 몸에 좋다면 빈대나 바퀴벌레라도 그 씨를 말릴 거라는 한국인이고 보면 가히 틀린 말도 아닐 것이다. 바닥을 치는 체감경기에도 불구하고 거세게 불어 닥친 웰빙 바람까지 가세하면서 이런 경향이 수그러들 기미는 보이지 않는다. 요즘처럼 블루오션 전략이니 레드오션 전략이니 하는 말들이 유행하기 전부터 한국의 보약 시장은 양자가 기묘하게 뒤틀린 채 혼합된 대양大洋이었다.

주위에서 여러 가지 건강과 관련된 질문을 많이 한다. 가장 흔한 질문이 이러이러한 약초나 건강식품을 이런 병에 먹어도 되는가이다. 질문은 어김없이 유행을 탄다. 오늘은 홍화씨 내일은 엄나무거나, 어제가 헛개나무였다면 오늘은 오가피다.

근자의 화두는 어성초魚腥草다. 남편이 당뇨병을 앓는데, 동생이 황달이 있는데 먹여도 되는가 등. 물건을 사기 전에 물어볼 일이지 사 놓고 물어보는 건 또 무슨 심사인가. 어성초를 재료로 한 비누나 연고, 주스, 환약은 물론이고 어성초 이름을 갖다 붙인 한의원까지 생겨날 정도이니 그 염량炎凉세태를 말해 무엇하랴마는… 한

자 뜻처럼 약초에서 물고기 비린내가 난다고 해서 어성초란 이름이 붙었다. 원래 중국 양자강 이남의 습기가 많고 따뜻한 지방에서 잘 자라는 삼백초과에 속하는 여러해살이풀이다.

오나라 왕 부차에게 당한 치욕을 잊어버리지 않기 위해 절치부심했던 와신상담臥薪嘗膽의 고사로 유명한 중국 월나라의 왕 구천. 그는 원수를 갚기 위해 쓸개를 방문 앞에 걸어두고 드나들면서 맛을 볼 때마다 치욕을 되새겼다 한다. 또한 백성들과 동고동락하며 자주 산에 올라 생선 비린내가 나는 야생의 채소를 구해다가 먹었다고 하는데, 이 채소가 바로 어성초다.

우리나라에서는 충청도 금산과 태안반도에 있는 안면도 또는 전북지역에 자생하고 있는데 아마도 황해를 건너 바람을 타고 날아와 자란 것으로 추정된다. 세계 제 2차대전 당시 일본 히로시마에 원자폭탄이 투하되고 난 뒤에 그 지역이 최소 몇 년간은 어떤 풀도 살지 못하는 불모지가 될 거라는 예상을 했었다. 그런데 이듬해 죽음의 땅에서 파릇파릇한 새싹이 돋아났는데 이 풀이 바로 어성초였다 한다.

그뿐만 아니라 원폭이 투하된 히로시마 중심지에서 근 2만 1천 명의 사상자가 났는데, 그 중에 운좋게 살아남은 이는 56명에 불과했다. 살아남은 자 중에서 2명은 치료가 불가능할 것으로 판정이 났으나, 어성초로 치료를 받고 난 후에 생명을 구했다고 한다. 일본 사람들은 이 어성초가 10가지 종류의 약과 맞먹는 효능이 있다하여 '십약'十藥이라고도 한다.

한의학적으로 어성초는 맵고 쓴 맛이 있어 고름을 잘 배출하는 배농排膿작용이 있고 성질이 차기 때문에 청열해독하는 작용을 한다. 또한 열을 치는 것과 동시에 몸 안의 습사를 조절하여 이뇨작용을 촉진하기도 한다. 몸에 열독으로 생긴 종기가 있을 때 다른 약재와 섞어 환부에 외용약으로 바르기도 한다.

현대 약리로 보면 광범위한 항균작용이 있어서 폐렴균이나 장염균, 이질균, 유행성감기 바이러스 등을 억제하는 것으로 알려져 있다. 또한 면역기능을 증강시키고 아울러 항염작용과 이뇨작용도 하며, 기침을 그치게 하는 작용도 있는 것으로 확인되었다. 따라서 폐부의 염증에 쓰이며, 만성기관지염이나 자궁경염, 요로감염, 위축성 비염 등에도 좋은 효과가 있다.

통상 한 첩에 30g 정도를 다른 약재와 배합하여 사용한다. 신증후군 환자에게 어성초 말린 것을 매일 100g 정도 달여 먹여 양호한 효과를 본 임상사례도 보고되었다. 어성초로 술을 담아 먹어도 마찬가지로 인체 면역력을 높여줄 뿐만 아니라, 항암, 미용, 노화방지, 감염방지 등에 직간접적인 효과가 있다 한다. 또한 고혈압이나 저혈압, 당뇨병과 간염, 신경쇠약, 탈모 등에도 뚜렷한 효과가 있다는 보고도 있다.

1979년 중국과 베트남 사이에 국경분쟁이 벌어졌을 때, 이 전투에 병사로 참전했던 한 중국인 의사는 이렇게 증언한다. 자신을 포함한 몇 명의 병사가 중상을 입고 낙오했다. 먹을 것은 물론이고 의약품도 없는 상태인지라, 치료는 꿈도 못 꾸고 부득이하게 주위에 있던 어성초로 허기만을 면했다. 그런데 놀랍게도 며칠 후 천신만고 끝에 부대로 돌아왔을 때, 상처는 전혀 감염이 되지 않았다는 것이다.

몇년 전 중국에서 사스SARS가 창궐했을 때는 어성초가 이에 효과가 있다 하여 판람근이라는 약재와 더불어 가격이 수백 배까지 폭등하기도 했다. 최근 우리나라 생명공학연구원의 한 연구팀은 어성초에서 조류 인플루엔자AI의 예방과 치료를 할 수 있는 물질을 추출하는 데 성공했다고 한다. 어성초의 약효가 사람뿐만 아니라 동물들에게도 공히 발휘되고 있는 사례다. 이처럼 어성초는 본초학에서 열독을 치는 중요한 상용약재 중의 하나로 어성초 하나만을 단미單味로 써서 큰 효험을 보는 경우도 많다.

문제는 언제나 전문가의 처방이 아니라 주위 사람들이나 언론에서 떠도는 근거 없는 말에 현혹되는 환자의 무지이며, 환자의 그러한 약한 심성을 이용하여 어성초를 마치 만병통치약이나 되는 것처럼 포장하여 파는 일부 상혼이다. '진료는 의사에게, 약은 약사에게'라는 슬로건은 교묘한 의약학 관련 음모가 도사리고 있으나, 진료에 전문가의 역할을 강조하는 일면은 취해도 되겠다. 어성초에서 나는 생선 비린내는 끓이면 없어지지만, 사람목숨을 놓고 도박판을 벌이는 듯한 악덕 상혼의 비린내는 어찌 없애나.

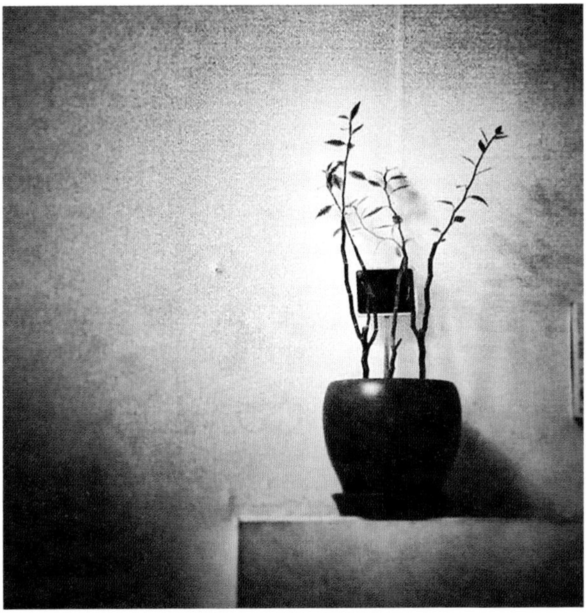

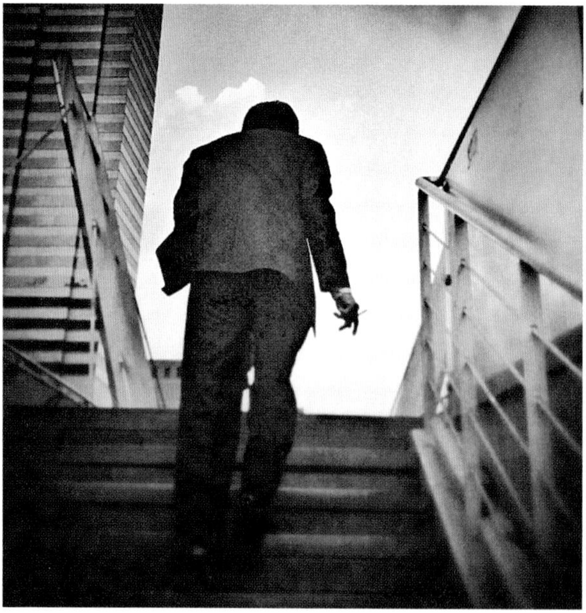

한의학으로 풀어 본 재벌총수가 폐암에 잘 걸리는 이유

계량화된 지표를 가지고 검증한 적은 없지만 이상하게도 재벌총수들 중에 폐암에 걸리는 사람들이 많은 것 같다. 삼성의 이병철 전 회장이 폐암으로 세상을 떠난 것은 널리 알려진 일이고, 이건희 현 회장도 같은 병으로 고생하고 있다는 소문이다. 박성용 금호그룹 명예회장과 '포니정'으로 유명한 정세영 현대산업개발 명예회장도 폐암으로 별세했다. 그 외에도 꽤 많은 이들이 폐암 때문에 고생을 했거나 하고 있다고 하니 내 생각이 순전히 억측만은 아니지 싶다.

그 중에서도 특히 나의 관심을 끌었던 경우는 몇년 전에 타계한 SK그룹의 최종현 회장이다. 그렇지 않은 재벌총수가 어디 있을까마는 그는 특히 건강에 관심이 많았고, 기氣 수련에도 조예가 깊어 기공氣功의 수련이 상당하여 전문가 수준에 달했다고 하며, 이 방면에 저서까지 내고 그룹 사원들의 교육에도 활용하는 등 적극적이었다고 한다.

기공이라는 게 기본적으로는 기를 섭취하고 돌리는 일, 즉 호흡과 도기導氣라고 해도 과언이 아니고, 그러한 기의 출납과 순환에 가장 밀접한 관계가 있는 게 바로 폐肺가 아닌가? 그런데 간암도 위암도 아니고 폐암이라니….

서양의학에서는 이런 현상에 대해 명쾌한 설명을 내놓지 못하고 있는 것 같지만 동양의학을 하는 사람들 사이에서는 꽤 오래 전부터 이런 얘기를 나누어 왔다. 한의학에서는 살아있는 인체를 순환하는 몸 안의 통로로 12경락과 3백여 개의 경혈을 상정한다. 그 중에서 첫 번째가 바로 폐 경락手太陰肺經이다.

폐 경락의 흐름은 대체로 이렇다. 상복부 근처에서 발원하여 아래로 내려와 대장과 교통하였다가 다시 횡격막을 뚫고 위로 올라가 후두와 기관지를 거쳐 겨드랑이 아래쪽에서 팔꿈치 안쪽 오목한 곳을 거쳐 엄지손톱 뿌리少商穴까지 내려온다.

한자 폐肺자를 살펴보면 고기 육肉변에 시장 시市다. 시장이 원래 물건이 들고 나는出入곳이고, 폐는 기가 드나드는 곳이니 적절한 유비analogy다. 그런데 상인은 시장에서 물건을 유통시켜 이익을 남기는 사람이다. 기이하게도 폐경의 마지막 혈자리가 장사 상자가 들어가는 소상少商이다. 최근 중국 한의사들에 의해 노상老商, 대상大商 등의 새로운 혈자리가 발견되기도 했는데 여하간 상인들의 폐장과 폐경락은 좀 남다른 면이 있을 듯싶다.

엄지 아래쪽에 물고기의 배처럼 손바닥 두툼한 부분 역시 수태음 폐경락이 지나는 자리로 어제혈魚際穴이라 부른다. 엄지의 길이나 어제혈의 살찐 정도를 보고 재물운을 따지는 수상手相도 경락학적인 근거가 있는 셈이다.

억지인지 모르겠으나 재물을 가장 많이 모으는, 최고의 상인이라 할 재벌 회장이라면 아무래도 나가는 것보다는 들어온 것이 더 많은 비통상非通常의 상황에 있다고 볼 수 있다. 이것은 기의 출입, 즉 호흡을 관장하는 폐장과 폐경락의 이상, 즉 병리현상의 유발과 강한 정적正的 상관관계를 가질 수도 있다고 보는 것이다. 공기가 자유로이 드나들어야 하는데 들어오는 공기가 나가는 공기보다 훨씬 많은 불균형의 형국이다.

해부학적으로도 폐는 고대 중국 황제의 마차를 덮던 파라솔華蓋처럼 오장육부 중에서 가장 위쪽에 위치한다. 연약한 여자처럼 병사病邪의 침습을 가장 받기 쉬운 장부肺爲嬌臟인 것이다. 그러므로 대상大商 중에 대상大商이라 할 재벌총수들은 폐의 관리에 일반인들보다 더 신경을 써야 할 것 같다.

비록 자본주의 윤리에 의해 열심히 노력해 모은 귀중한 사유재산일지언정 그 일부를 공공의 이익을 위해 기꺼이 사회에 환원할 줄 아는 '노블레스 오블리주'의 정신을 발휘한다면 깨어진 시장의 균형도 바로잡고 내 몸의 밸런스도 바로잡아 건강도 유지할 수 있지 않을까 하는 생각이 든다.

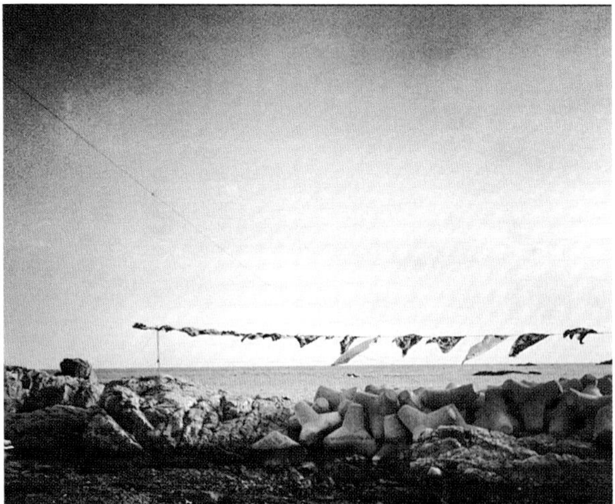

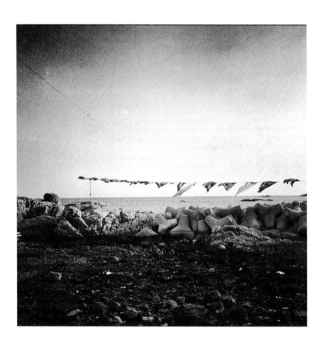

바람만 불어도 아프다는 황제의 병, 통풍

로마황제 시저가 절개수술을 받고 태어났다 하여, 자연분만이 아니라 복부를 가르고 아이를 출산하는 경우를 제왕절개수술Cesarean section이라고 한다는 건 다 아는 사실이다. 통풍痛風 역시 제왕의 병이라 불린다. 유럽의 다른 제국들이 히말라야 산맥을 넘어가는 원정은 꿈도 꾸지 못하던 시절, 자신의 군대를 이끌고 중앙아시아를 거쳐 인도까지 정복했던 알렉산더 대왕은 통풍을 앓고 있었다. 알렉산더는 그 몸으로 어떻게 동방원정을 감행했을까? 히말라야를 넘어가는 산허리에서 통풍이 발작했을 때, 마상馬上에 앉아 그는 무얼 생각하며 그 지독한 아픔을 견뎌냈을까?

"짐朕이 곧 국가이다"라고 할 만큼 절대주의시대 대표적인 전제군주로 군림했던 프랑스의 루이 14세 역시 통풍을 피할 수는 없었다. 호화스러운 베르사유 궁전에서 매일매일 벌어지는 화려한 무도회에서 공작부인과 춤을 추다가 통증이 엄습해 왔을 때 이 무소불위의 위엄을 자랑하던 '태양왕'은 그 자리를 도대체 어떻게 모면했을까?

구약성경에도 유대의 3대 왕 아사의 이야기가 나온다〈역대하〉 16:12. 아사는 재위 39년 되던 해에 발에 병이 났는데, 그 병이 깊어 매우 큰 고통을 받았다. 아마도 통풍을 앓았을 것으로 추정된다. 그는 그렇게 아픈데도 의사들만 찾고 끝까지 주님을 찾지 않았다 하여 역대기 저자로부터 비난을 받고 있다. 기독교에서는 주 하나님을 찾지 않고 인간적인 것에만 의존하는 것은 불경스럽고 신앙이 깊지 않은 증좌로 보는 까닭이다.

우리나라의 경우도 조선왕조실록의 기록을 면밀히 살펴보면 임금 중에 통풍으로 고생한 이가 있을 것이다. 두 임금을 같은 반열에 놓고 얘기하는 게 외람되다고 할 이도 있겠지만, 평시의 식생활과 생활습관을 놓고 짐작건대 세종대왕이나 연산군이 혐의가 짙다(?)고 본다. 물론 중국의 황제들도 상황은 대동소이했을 터이다.

통풍은 옛날에는 이렇듯 베르사유 궁전이나 자금성 혹은 경복궁에 사는 제왕이나 그의 식솔들에게나 걸리던 귀족의 병이었는데, 요즘은 사회경제적 환경이 바뀌고 생활수준이 높아짐에 따라 일반인도 잘 걸리는 병이 되었다.

한의학에서는 사람의 생리와 병리현상을 이야기할 때에 흔히 정사正邪의 허실虛實을 얘기한다. 정기正氣가 얼마나 강한가, 어떤 종류의 사기邪氣가 인체의 장부경락에 침습했는가를 따지는 것이다.

통풍은 오장육부 중에서 특히 비장脾臟과 신장腎臟 두 장부의 정기가 허한 틈을 타고 습濕과 열熱과 독毒의 사기가 득세를 했다고 본다. 여기서 풍한風寒의 사기는 통풍의 유발원인이긴 하다. 하지만 병명에 바람 풍風자가 들어간다고 해서 풍사風邪가 그 이름만큼 주요한 위치를 차지하는 병인病因은 아니다.

예전에는 현상적 관찰의 한계로 인해 "풍한사기 때문에 양기陽氣의 순환이 잘 안되고, 아픈 부위가 고정되어 있을 때 통풍"이라고 잘못 정의하였다. 결과적으로 인체 내부에서 생긴 습탁한 기운을 제거하는 데 중점을 둬야 함에도 불구하고, 외부에서 침습한 사기에 중점을 두어 양기를 덥히고 북돋아 경맥이 잘 통하게 하는 그릇된 치료원칙溫陽通脈을 사용했다.

혈중요산이 뚜렷하게 증가하고 더불어 초기에는 벌겋게 부어오르면서 열도 나고 아프다가紅,腫,熱,痛 후기에는 관절기형이 나타나는 등, 병의 진행과정에 따라 시기별로 서로 다른 증상이 나타난다. 이를 앞서 말한 것처럼 습, 열, 독의 반영으로 보아, 양기를 덥히는 게 아니라 반대로 열을 치고 독을 풀며 습기를 빼서 경락이 순통하게 하는 치료법淸熱,解毒,利濕,通絡을 쓰는 게 옛날과 오늘날의 치법治法상의 큰 차이다.

여기에다 허해진 비장을 보補하여 소화기능을 도와 습열한 기운이 체내에 쌓이는 것을 막음과 동시에, 소화력을 증진시켜 요산의 생성을 근본적으로 억제해야 한다. 또한 허해진 신장을 보하여 체내 수분대사를 조절하는 기능을 북돋워 혈중요산이 소변을 통해 잘 배출될 수 있게 해야 한다. 정기는 북돋우고 사기는 내침으로써 허와 실을 같이 돌보는 허실겸고虛實兼顧의 방법을 사용하는 것이다.

바람처럼 왔다가 이슬처럼 가버린다면 좋으련만, "바람처럼 왔다가 이슬처럼 갈 순 없잖아, 내가 산 흔적일랑 남겨둬야지"라며 끈질기게 들러붙는 고질痼疾 중의 하나가 통풍이다. 근치根治를 하지 않으면 오래잖아 재발하는 경우도 흔하다.

약물요법뿐만 아니라 여러 가지 섭생攝生과 양생養生에도 주의를 기울여야 함은 물론이다. 개중에는 술 담배 다 하고, 기름진 고기와 안주에 음식 가리지 않고, 운동도 안하면서 약만 먹고 병이 낫기를 기다리는 다소 뻔뻔스러운(?) 환자도 생각보다 많다. 그야말로 '도둑심보'가 아니고 무엇인가? 통풍은 평시에는 혈중 요산치를 내리는 약물을 사용하고, 통증 발작 시에는 소염진통제에 의존하여 급한 불을 끄는 서양의학보다는 한의학이 근치의 효과가 상대적으로 좋은 편이다.

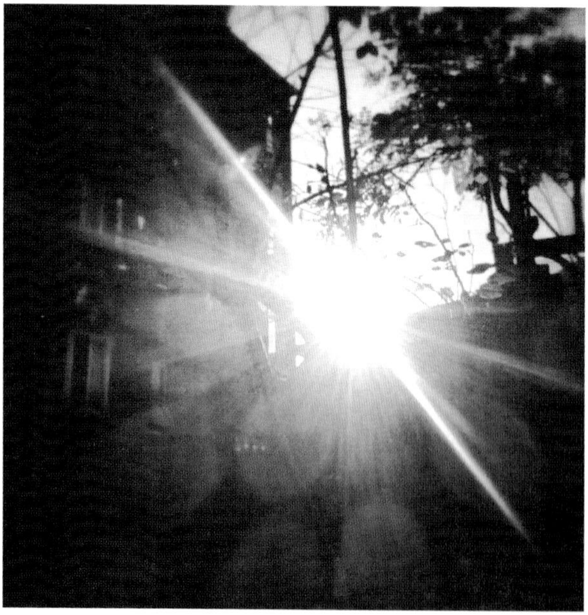

영화 〈첨밀밀〉의 가수 등려군이 세상 떠난 사연

홍콩영화를 좋아하는 사람이라면 〈티엔미미〉라고 하면 몰라도 〈첨밀밀〉甛蜜蜜이라고 하면 금방 알 것이다. 유명한 미남 배우 리밍黎明과 미스 홍콩 출신의 미녀 배우 장만위張蔓玉가 주인공으로 나온 영화다.

중국본토에서 넘어온 대륙의 남녀가 홍콩과 미국을 배경으로 펼치는 잔잔하고 애달픈 사랑을 영상에 담았다. 〈첨밀밀〉은 달콤하다, 다정하다는 뜻이니 우리말로 번안하여 영화 제목을 짓자면 〈달콤한 사랑〉 정도가 되지 싶다.

이 영화 〈첨밀밀〉과 동명의 주제가를 부른 사람이 떵리쥔鄧麗君이다. 화교권은 물론이고 미국과 일본에서까지 이름을 떨치며 일세를 풍미했던 대만출신의 여가수다. 화교가수 주현미가 번안해서 부른 야래향夜來香의 원곡을 부르기도 했다. 극중에서 리밍과 장만위가 자전거를 타고 가면서 노래를 부르며 사랑이 깊어가는 데, 이때 부르는 노래가 바로 떵리쥔의 〈첨밀밀〉이다.

그녀는 지난 1995년, 고국인 대만에서 명절을 같이 보내겠다며 귀국하던 길에 동행했던 프랑스인 남자친구와 함께 태국의 어느 호텔에 투숙했다가 갑작스레 세상을 떠나 그녀를 사랑하던 팬들을 놀라게 했다. 사인은 '호흡곤란'이었다고 한다. 지병인 천식이 도졌다는 것이다. 목과 목소리를 생명으로 하는 가수가 다른 병도 아니고, 천식으로 유명을 달리한 것이다.

천식을 한의학에서는 효천哮喘이라 부른다. 서양의학에서는 천식을 볼 때 '기관지의 협착'이라는 구조적인 면에 주목하는 데 비해, 현상학적 기능적 접근 방식을 취하는 한의학에서는 발작의 가장 큰 특징인 '호기성呼氣性 호흡곤란'에 더 주목한다.

쉽게 말하면 숨을 들이쉬는 건 문제가 없으나, 내쉬는 데 문제가 있다는 말이다. 다시 말하면 폐 속에 잔류하는 공기의 양이 증가하여, 늘어난 공기가 기관지를 압박하고 결국은 기관지가 좁아져서 숨을 내쉬기가 곤란해지면서 천식이 생긴다고 보는 것이다.

서양의학에서는 호흡을 주관하는 장기가 폐lung에 국한된다. 그런데 한의학에서는 이 들숨과 날숨을 주관하는 장부를 폐와 신으로 나누어 본다. 날숨은 폐가 주관하고, 들숨은 신이 관장肺主呼氣, 腎主納氣한다고 본다. 당연히 효천이라고 하는 병의 뿌리病根가 폐肺에만 있는 게 아니라 신腎하고도 상관이 있다고 보는 것이 서양의학과의 큰 차이점 중의 하나다.

여기에다 담痰이 있고 없음과, 많고 적음도 중요한 관건의 하나로 간주한다. 또한 담을 발생시키는 근원으로서의 비장脾臟도 고려할 뿐 아니라, 사람의 정기를 갈무리하고 저장하는 뿌리로서의 신腎의 중요성도 다시 고려하게 된다.

정리하자면 이렇다. 효천은 오랫동안 폐 속에 잠복해 있던 체내의 병리성 수액水液이라 할 담탁수음痰濁水飮이, 찬 기운에 오래 노출된 음식을 잘못 먹었다든지, 육체적·심리적 스트레스를 받는다든지 하는 여러 요인에 의해 자극을 받게 되고, 이러한 담탁수음의 사기邪氣가 폐경락에 오래 머물게 되면, 발작적으로 호흡이 곤란해지고 입을 다물거나 벌리거나 간에 목에서 그르릉 그르릉 하며 가래 끓는 소리가 나게 된다고 보는 것이다.

치료는 발작기와 완화기로 나누어 하는 만큼 완급의 조절이 필요하다. 발작기라고 정기正氣가 허하지 않은 게 아니고, 오히려 더욱 허한 상태일 수 있다. 발작기는 내부의 담탁수음과 외부의 사기邪氣가 합쳐져서 생긴 경우이므로 안팎의 내우외환內憂外患을 동시에 몰아내는 방법을 써야 한다.

완화기 역시 사기가 완전히 사라진 것이 아니며 병이 폐에만 있는 것이 아니고, 비와 신에까지 파급되어 있는 상황이니, 마땅히 모자라는 정기를 북돋우면서 培補脾腎固本 병의 뿌리를 솎아내야 한다.

의가에는 "천식을 고치려면 먼저 담을 고치고, 담을 고치려면 우선 기氣의 순환이 잘 되게 하라"治喘先治痰, 治痰宜調氣라는 말이 있는데 새겨들을 만하다. 그 외에 간에 열이 차서肝經鬱火 혹은 위가 차서肺胃氣逆 생기는 경우도 없지 않다.

영화 속에서 가슴 시린 사랑의 기억을 가지고 살아가던 두 주인공은 미국에 가서도 만날 듯, 만날 듯 하면서도 못 만나며 보는 이들의 애를 태운다. 그러다가 차이나타운의 전자제품을 파는 한 가게 앞에서 이 〈달콤한 사랑〉의 주인공은 정말로 우연처럼, 아니 숙명처럼 재회를 한다. 하지만, 정작 가수 떵리쥔은 노래로밖에는 만날 길이 없으니 애석할 따름이다.

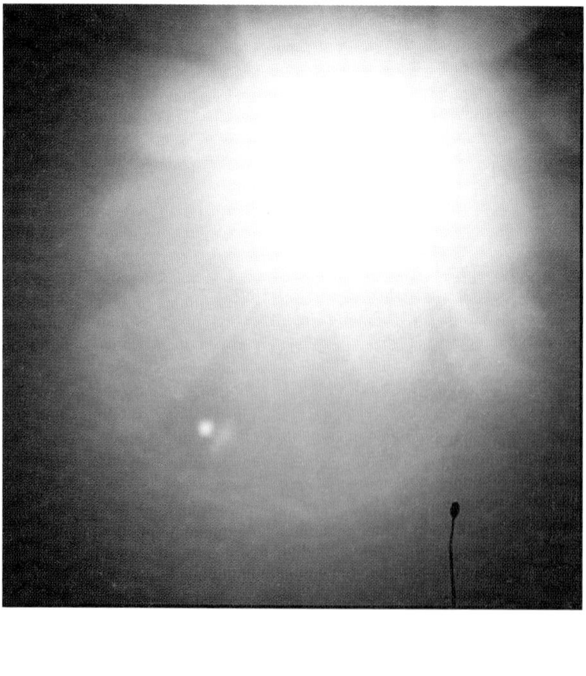

박찬호의 한의사 동생은 왜 형이 비타민 못 먹게 하지?

얼마 전에 메이저리그 박찬호 선수가 한의사 동생의 충고로 비타민을 먹지 않는다는 보도가 있었다. 배운 게 도둑질(?)이라고 전공이 전공인지라 무슨 내용이 실렸는지 궁금해 기사를 한 글자 한 글자 뜯어 읽었다. 그런데 웬걸, 정작 비타민 복용을 막은 이유는 끝내 보이질 않는다.

문득 국제해양법 재판소 박춘호 재판관이 생각난다. 여러 해 전 독도문제로 나라가 시끌벅적하던 시절이다. 그의 자문을 구할 일이 있어 인터뷰를 요청했더니, 해양수산부에 있는 해양법연구실에서 보자는 전갈이 왔다.

때는 4월 5일 식목일. 이 따사로운 봄날의 공휴일에 경비원을 제외하고 그 너른 해양수산부 청사 전체에서 정상근무를 하는 이가 있을 리 만무하다. 호학지사好學之士로 이름 높은 해양법 분야의 세계적인 대석학 박춘호 선생 단 한 분을 제외하고는. 70대 후반의 나이가 무색하리만치 정정한 그에게 인터뷰 말미에 건강의 비결을 물었다.

"나는 자연치유력을 믿습니다. 특별히 운동을 하거나 관리하는 것도 없지만 약은 절대로 안 먹어요. 보약이다, 영양제다 뭐다 하며 젊었을 때부터 약을 달고 살던 친구들, 지금 저보다 건강한 사람이 없어요. 고혈압약, 당뇨약 등 약의 가지 수와 양만 더 늘었습니다."

11시에 자고 4시에 일어나는 규칙적인 생활을 하는 그를 보며 고희를 훌쩍 넘긴 연세도 아랑곳하지 않고 '영원한 현역'으로 활동하는 그의 다이내믹한 에너지의 원천을 느낄 수 있었다.

누군가 "박찬호의 한의사 동생은 왜 형의 비타민 복용을 그토록 싫어하는 거냐"고 묻는다. 나는 그에게 대뜸 박춘호 선생의 말을 들려준다. 굳이 동양의학이다 서양의학이다 할 것 없이 시사하는 바가 크다고 본 탓이다.
솔직히 우리나라 사람들만큼 건강에 관심이 많은 국민도 드물다. 농을 섞어 말하면, 새벽 5시 이전에 서울 시내를 활보하는 사람들 중에 새벽기도 가는 사람을 빼면 모두 운동하는 사람이고, 밤 10시 이후에는 술 마신 사람을 빼면 전부 운동하는 사람이라 해도 과언이 아닐 것이다. 오죽하면 새벽마다 제각각 물통을 하나씩 들고 약수터를 향해 야산을 오르는 행렬을 보고 감탄한(?) 시인 황지우는 그의 시에서 이를 일러 "욕망의 위계질서"라 했을까?

그러나 건강하게 오래 사는 것이야말로 유사 이래 인류의 구원한 소망이다. 더구나 이 욕망은 너무나 본능적이기에 비판의 대상이 아니다. 기왕 한평생 사는 거라면Being 잘 사는 게Well- being 좋은 것 아닌가? 요는 어떻게 사는 것이 잘 사는 것인지를 모르는 이들이 많다는 데 있다.

비타민의 효능과 장단점에 대해서는 서점이든 인터넷이든 정보가 범람하므로 여기선 논하지 않는다. 또한 박찬호 선수의 한의사 동생이 말한 비타민은 필시 자연식품 속 천연 비타민이 아니고 화학적으로 만들어낸 합성 비타민일 터이다.

잠시 생각을 해보자. 한의학에서는 약재를 포함한 모든 음식물은 편중된 기운을 가지고 있다고 본다. 이러한 약재의 편중된 성질과 성미를 이용하여 우리 몸의 편중, 즉 불균형을 바로잡는 게 한의학 치료의 근본원리의 하나다.

그래서 의가醫家에는 이런 말이 전해온다. "천하에 그 성질이 한쪽으로 치우치지 않은 약재란 없다. 기운이 편중되지 아니한 질병 또한 없다. 의사란 원래 약의 편중된 성질을 가지고 질병의 편향성을 바로잡는다. 증세를 올바로 진단하여 약을 쓰면 독약도 신선이 먹는 선단仙丹처럼 오묘한 효과가 있지만, 그렇지 못하면 일반 곡식도 독약이 되는 법이다." 天下無不偏之藥, 亦無不偏之病, 醫者原以藥之偏, 矯病之偏, 如對症, 毒藥亦仙丹, 不對症, 谷食皆毒藥. 〈醫醫病書〉

물론 예외는 있다. 대표적인 게 쌀이다. 쌀은 편벽된 기와 성미를 가진 게 아니라 중정中正의 성질을 갖고 있다. 쌀은 중용中庸의 성질을 갖고 있기 때문에 오래 먹어도 문제가 없지만, 다른 음식물들은 거개가 장복하거나 상용하면 반드시 문제를 일으킨다.

그래서 우리나라 사람이 그토록 좋아하는 인삼, 녹용은 물론이고 항상 유행병처럼 만연하는, 자연식품Natural Food이란 미명하에 통용되는 각종 건강식품도 대개 편벽한 성질을 띠고 있기에 전문가의 지시나 처방 없이 상식하거나 장복해서는 아니 되는 것이다. 여기에는 커피나 녹차 같은 기호식품도 당연히 포함된다.

천연 음식물이나 약재도 그러하거늘 합성식품, 합성약품이야 일러 무엇하겠는가? 굳이 제약사의 판매전략이나 홍보전술 등을 논할 것까지도 없다. 예컨대 비타민 C가 모자라면 그것이 함유된 과일이나 야채를 직접 먹어야지, 비타민 C가 과도하게 함유된 비타민 음료를 사먹는다는 건 적어도 한의학에서는 납득할 수 없는 일이다.

1850년대 신대륙 미국에서 황금을 찾아 서부로, 서부로 몰려들던 골드러시Gold Rush 시절에 금광지역에 신선한 야채와 과일이 부족해지자 인근에 괴혈병이 창궐하여 수만 명의 사상자가 나왔다고 한다. 그래서 괴혈병에 좋다고 알려진 오렌지를 재배하기 시작한 것이 오늘날 캘리포니아에 대규모의 오렌지농장이 들어서게 된 배경이다. 비타민 C가 부족하면 오렌지주스를 먹으면 될 일을 굳이 합성비타민을 왜 사먹느냐는 뜻에서 하는 얘기다.

비타민 C뿐만 아니라 전반적인 비타민 제재의 경우 권장량 이상으로 먹을 경우 몸에 해롭다는 것은 이미 널리 알려진 사실이다. "필수 비타민이나 미네랄을 과용하는 것은 아예 먹지 않은 것만큼이나 위험한 일이다"라는 미국의약품협회의 경고문구 역시 이러한 맥락에서 나온 말이다. 비타민은 영양식품이 아니라, 약품이라고 할 수 있으며, 권장량 이상 복용할 경우 몸에 독이 될 수도 있는 것이다.

네덜란드 코펜하겐 대학병원 연구소의 연구팀이 23만 2,606명그 중 여성은 44.5%의 피실험자들을 대상으로 임상실험을 해본 결과, 인체에 유해한 활성산소를 막아, 노화를 방지해주는 것으로 알려진 비타민 A, 비타민 E, 베타카로틴 등을 복용한 그룹이 그렇지 않은 그룹보다 사망률이 적게는 4%에서 많게는 17%까지 증가한 것으로 나타났다. 〈미국의학협회보〉JAMA에 실린 이 내용을 두고 언론에서는 "충격적인 연구결과"라고 평가했지만 한의학에서는 이러한 내용은 기초적인 인식에 불과하다고 해도 과언이 아니다.

잘 알다시피 원래 우리 몸의 건강을 유지하는 주요 에너지원을 3대 영양소라고 한다. 탄수화물과 단백질 그리고 지방이 그것이다. 이 3대 영양소의 역할을 돕는 것이 바로 비타민과 미네랄이다. 그런데 비타민 A, B_1, B_2, C, D, E 등과 엽산 등 비타민을 많이 함유한 식품의 목록을 잘 분석해보면 아래와 같은 사실을 알 수 있다. 즉, 녹황색 야채와 돼지고기, 소고기 그리고 콩과 생선, 간 등 우리가 일반적으로 많이 먹는 식품들을 편식하지 않고 골고루 섭취하면 별다른 문제가 없다는 점이다. 그렇다고 합성비타민을 포함한 모든 합성 음료나 합성 의약품이 무조건 나쁘다는 건 아니다. 일정한 부작용을 감수하고서라도 몸의 불균형을 바로잡는 것이 더 시급하고 중요하다고 판단될 때는 어쩔 수 없이 사용해야 함은 불문가지다. 웅담의 사용이 필수적인데도 직접 사용이 불가할 때, 웅담성분의 화학약품을 대용하는 것도 본질적으로 같은 맥락이다.

천지자연에 대응하여 소우주라고도 불리는 우리 몸의 하늘과 땅도 중용을 추구한다. 이처럼 중용의 미덕은 탁상공론처럼 떠드는 형이상학적 이론이 아니고 쌀 한 톨, 비타민 한 알을 먹는 일상에도 그대로 적용되는 실천의 원리다. 박찬호 선수의 동생도 아마 이런 한의학적 마인드에서 친형의 비타민 복용을 말리는 것이 아닌가 싶다.

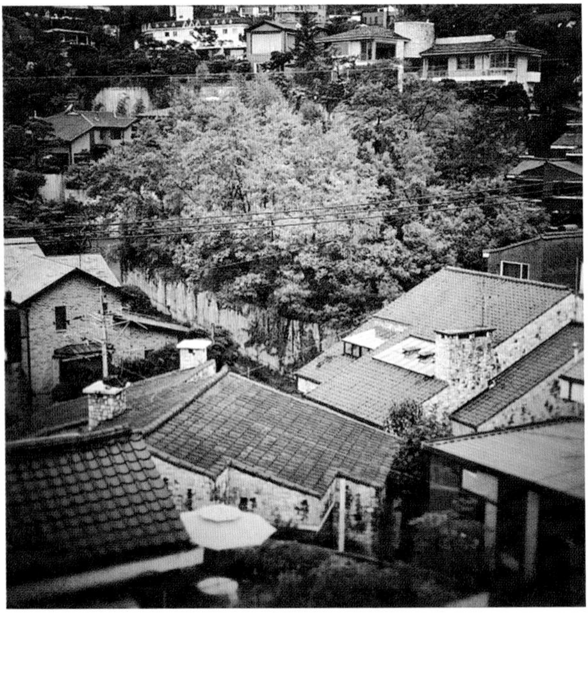

왜 "통하지 않으면 아프다" 했나?

통일부장관을 역임한 정 아무개 의원이 얼마 전에 《동의보감》東醫寶鑑의 한 구절을 인용한 일이 있다. 그는 충북 제천에서 열린, 여당 당원간담회에서 "대통령이 깜박 잊고 또 다른 정 아무개 당 의장을 장관으로 발령했다고 하더라"면서 당, 정, 청 간의 경직된 의사소통체계를 비판했다 한다. 이런 중대한 사안이 깜박 잊고 안 잊고 할 문제인지는 상당한 논란의 여지가 있지만, 자칫 오늘의 논점에서 벗어날 우려가 있으므로 여기서 차치하기로 한다.

그의 발언을 한의학적으로 정리해보면 이렇다. 그가 보는 집권여당의 주요 증상主症은 이번 사건을 비롯하여 당 의장이 7번이나 바뀌는 인사의 난맥상이다. 그는 이러한 질병의 원인病因을 청와대와 당정 간 의사소통의 부재와 경직성이라고 진단한다. 정 의원이 《동의보감》의 '통즉불통 불통즉통'通卽不痛 不通卽痛의 원리를 직접 원용해가며 "피가 안 돌면 몸이 아프듯이 당, 정, 청 간 의사소통이 잘 안 되어도 아프다"고 말한 연유이다.

그는 자신이 매스컴에서 일한 경험이 있어 소통의 리더십을 발휘할 수 있다고 했다. 이른바 커뮤니케이션의 치료법通之之法을 쓰겠다는 것. 그래야 국민의 가려운 곳도 긁어주고, 땅에 떨어진 지지율도 회복할 수 있을 뿐만 아니라 지방선거에서도 이길 수 있다고 보는 것 같다.

한의학에서 말하는 통通은 기의 흐름이 원활하고 혈액의 순환이 잘 되어 우리 몸의 음양이 상대적인 평형을 이룬 건강한 상태를 말한다. 이에 반해 통痛은 오장육부와 경맥經脈의 기혈이 통하지 않아서 야기된다. 기혈불통氣血不通의 결과가 통증疼痛으로 표현되는 것이다. "잘 통하면 아프지 않고, 통하지 않으면 아프다"는 말은 여기에서 나온다.

물론 기혈불통은 풍, 한, 서, 습, 조, 화風,寒,暑,濕,燥,火 등의 사기가 침습하거나 담음痰飮, 수습水濕 등이 체내에 정체되는 등 여러 요인이 조합되어 생긴다. 이러한 불통을 치료하는 방법通法은 동통의 발생원인에 따라 공하攻下, 이기理氣, 온경溫經, 개울開鬱, 화어化瘀, 결폐決閉 등이 있다.

한의학의 바이블 중 하나인《황제내경》에서는 "병을 치료할 때에는 반드시 질병의 근본원인을 찾아야 한다"治病必求於本했다. 또한 사정이 급박할 때는 먼저 현상부터 치료하고急則治標 한숨을 돌리고 난 뒤에 병의 근본적인 모순을 찾아 고쳐야 한다緩則治本는 치료원칙도 있다. 물론 현상과 본질을 동시에 치료標本同治해야 할 경우도 있다.

여기서 그가 보기에 정부여당의 불통상황이 단순히 현상적인 모순에서 기인한다는 것인지, 좀더 구조적이고 본질적인 모순이 내재하고 있다는 것인지 알 길은 없다. 또한 이런 상황이 정부여당 내부만의 사정인지, 시국 전반에 까지 파급되는 심각한 상황이라고 인식하고 있는지 여부도 모른다. 당연히 "치표治標가 먼저다! 치본治本부터 하라! 아니면 표본동치標本同治가 옳다!"는 식으로 주문할 계제는 아니다.

더구나 그는 치료의 원칙만을 세웠을 뿐 어떻게 치료할 것인지 말하지 않았다. 침이나 뜸으로 할지, 탕제로 치료할지를 정해야 하고, 그런 연후에 어떤 혈자리經穴를 취할지, 어떤 방제方劑나 약재를 쓸지를 정하는 법인데 구체적인 용약用藥과 시침施鍼에 대해서는 말한 사실이 없는 형국이다.

사람의 아픈 곳을 연구하는 일개 의생醫生이 주제넘게 사회병리까지 논급하려는 건 아니다. 정 의원의 진단과 치법이 얼마나 정확한지, 치료효과는 얼마나 있을지 차분히 지켜볼 일이다. 다만 위정자, 특히 국회의원은 국민의 공복公僕으로서 공리민복을 위해서 진력해야 하는 사람이므로, 개인의 아픔을 치료하는 의원醫員인 동시에 사회의 아픔을 치료하는 의원議員이 되어야 한다는 원론적인 수준의 주문은 해도 되지 싶다.

몇년 전에 공전의 히트를 했던 사극 〈다모〉茶母에서 좌포도청 소속의 다모인 채옥을 사랑하는 종 6품 종사관 황보 윤은 그녀를 사랑하는 절절한 마음을 담아 이렇게 말한다.

“아프냐? 나도 아프다!”

현란한 비유가 없이도 특정한 맥락에서의 말 한 마디가 얼마나 감동적일 수 있는지를 보여준 수사학修辭學의 전범이다. 모름지기 위정자라면 황보윤이 채옥을 사랑하는 마음의 반만큼이라도 긍휼矜恤의 애민愛民정신을 가져야 마땅하다.

그래서 조선조 세조가 직접 지은 ‘팔의론’八醫論 중에서도 가장 으뜸을 차지하는 것이 심의心醫다. 이는 환자의 고통을 긍휼히 여기는 마음을 가지고 환자의 마음을 편하게 해주고 기氣를 안정시켜 병의 근원을 치료하는 참된 의원을 말한다. 개인병리나 사회병리나 심의가 으뜸임은 더 말할 나위가 없다.

이렇듯 "통하지 않으면 아프다"는 말은 의가醫家의 기본이다. 위정자들이 민생이 잘 통하지 않음을 목도하고도 이를 방치할 수는 없는 일이다. "국민을 아프게 해서는 안 된다"는 말은 만고에 유효한 항진명제恒眞命題다.

옛말에 "모름지기 의사란 어질고 사랑이 있는 선비가 아니면 환자를 맡길 수가 없다. 또한 총명하여 이치를 꿰뚫고 있지 않으면 신뢰할 수 없고, 청렴결백하지 않아도 믿을 수가 없다"夫醫者,非仁愛之士不可托也,非聰明達理不可任也,非廉潔明良不可信也(初學記)고 했다. 여기서 의사와 환자의 관계는 위정자와 백성의 관계로 등치等値시킬 수 있음은 물론이다.

사족蛇足

다소 장황함을 무릅쓰고 사족蛇足을 하나 단다. 정 의원이 인용한 위의 구절은 《동의보감》에도 실려 있지만 원래는 중국 명, 청 교체기 저명한 유의儒醫였던 이중재李中梓의 《내경지요》內經知要에 나오는 말이다. 사실 허준의 《동의보감》은 중국 의서들을 매우 고급한 수준에서 동초서초東抄西抄하여, 즉 여기저기서 인용문을 끌어모아 자신의 관점에서 해석하고 재편집하는 방식으로 집대성한 편저編著이지 허준의 창작물이 아니다. 지금으로 말하자면 의과대학교 교과서라 할 것이다.

따라서 《동의보감》에 나오는 구절을 인용할 때는 편저자들의 독창적인 발언이나 주해가 아닐 경우 "명나라 이중재의 《내경지요》에 의하면" 하는 식으로 반드시 원전을 밝혀야지 "《동의보감》에 의하면"이라고 해서는 안 된다. 이런 오류는 만해 한용운의 산문이나 미당 서정주의 시가 고등학교 국어교과서에 실려 있다고 해서 이를 인용할 때 "고교 3학년 국어 교과서에 의하면"이라고 하는 것과 마찬가지로 우스운 일이다.

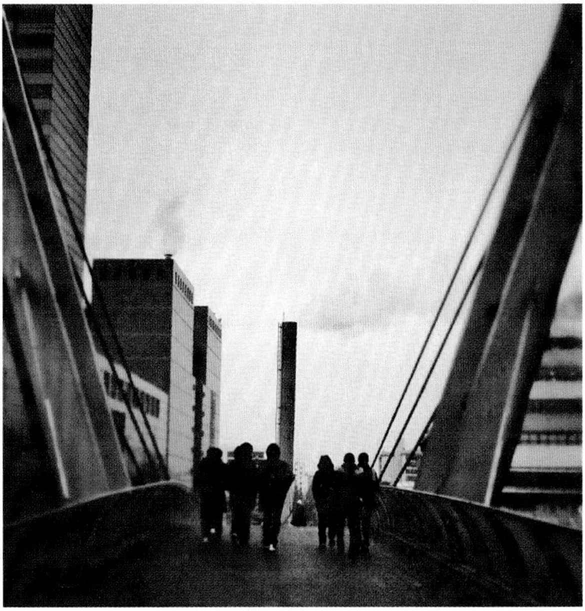

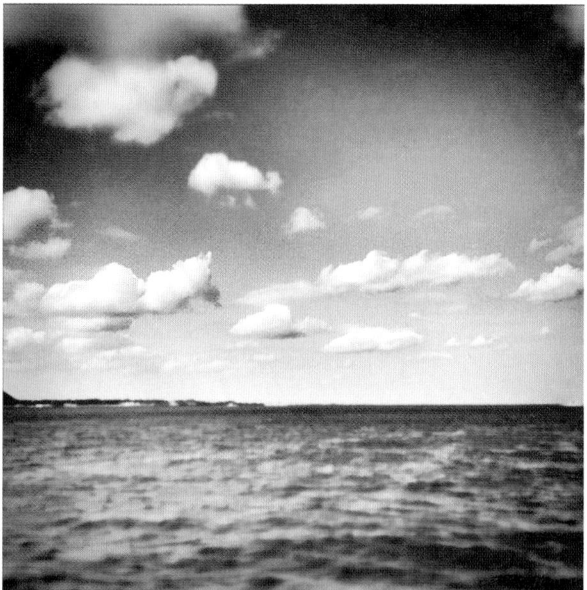

클레오파트라가 쓴 향수는 고래가 토한 분비물

악동惡童 요나를 집어삼킨 것도, 소설 〈백경〉의 주인공 모비 딕도 향유고래

사람의 칭찬은 고래도 춤추게 한다더니, 고래는 자신의 토사물로 사람들을 부자로 만들어주나 보다. 종종 '해외토픽'란을 장식하는 기사인데, 얼마 전에 또 호주의 한 주민이 바닷가를 산책하다 고래 뱃속에서 나온 용연향龍涎香을 주워 7억 원이 넘는 돈을 횡재했다고 한다.

일반적으로 고래는 이빨고래와 수염고래로 구분된다. 이빨고래 중에 머리통이 전체 몸통의 3분의 1 정도 되는 고래로 말향고래抹香鯨가 있다. 향유고래로도 불리는데, 주로 오징어나 물고기를 먹고 산다. 이빨로 먹이를 쥐고 씹지 않고 그냥 삼킨다고 한다. 치아동물 중에 가장 큰 포식자인 셈이다.

물론 사람을 집어 삼키는 예가 심심찮게 보고되고 있다. 그래서 식인고래라는 별명도 가지고 있다. 구약성경에 나오는 유명한 악동의 원형인 요나를 집어삼켰던 고래가 바로 향유고래였을 것으로 추정한다. 허먼 멜빌이 쓴 소설 〈백경〉白鯨 에 나오는 주인공 흰 고래 '모비딕' 역시 향유고래의 일종이다.

향유고래 장 속에서 발효된 먹이와 소화액이 만들어내는 용연향

이때 장내에서 발효된 먹이와 소화액이 뒤섞여서 만들어진 일종의 병리학적 분비물이 용연향이다. 용시龍漦 또는 용복향龍腹香이라고도 한다. 트림을 한의학에서는 애기噯氣라고 하는데 체하거나 비위의 기가 약해졌을 때 발생한다. 아래로 하강해야 할 위胃의 기가 위로 치받고 올라오는胃氣上逆 것이다.

고래 역시 포유동물이다 보니 소화불량으로 트림을 하다가 분비물을 토해낸다. 이 배설물이 바로 용연향이다. 이름에 침 연涎자가 들어간 것도 이 때문이다. 타액뿐만 아니라 위액 등 각종 소화액이 섞여있다.

중국 한나라 때 한 어부가 이 용연향을 발견하여 황제에게 진상하였는데, 당시 궁중의 과학자라 할 연단술사煉丹術士가 "이는 바닷속의 용이 잠자다가 흘린 침이 오랜 세월이 경과하면서 응결된 것"이라고 보고하면서 '용의 침이 내는 향기'라는 뜻을 가진 용연향의 이름이 유래되었다고 한다.

양귀비도 클레오파트라도, 흥부 가족도 즐긴 용연향 향기

용연향은 옛날부터 사향과 더불어 향수로 가장 많은 사랑을 받아왔고, 한약재로도 사용된다. 당나라 현종의 애첩 양귀비가 여지荔枝라는 과일 다음으로 좋아했다하며, 클레오파트라도 애용했다고 한다.

조선 후기의 학자 오주 이규경李圭景:1788~?이 쓴 백과사전《오주연문장전산고》五洲衍文長箋散稿에도 동해에서 자란 고래에서 이를 추출했다는 기록이 나오고, 흥부전에서 박을 타다가 나온 물건 중에 용연향을 칠한 부채가 나오는 걸로 보아 우리나라에서도 용연향은 귀중한 약재였던가 보다.

배우 앤서니 홉킨스는 영화 〈양들의 침묵〉의 주인공 한니발 렉터 역을 맡아 열연했다. 그 영화 시리즈의 하나로 2001년에 개봉되었던 〈한니발〉을 보면, 유력한 살인 용의자로 쫓기고 있는 주인공이 프랑스 파리의 향수가게에서 용연향을 구입하는 장면이 FBI 수사망에 포착된다.
흥미로운 것은 내로라하는 향기 전문가들이 모여 여러 가지 냄새가 섞인 용의자의 물품에서 용연향의 향기를 찾아내는 것이다. 역사적으로 그러하지만, 현대 구미사회에서도 용연향은 희귀약재임을 방증하는 장면이라 하겠다.

용연향은 바다의 신 '포세이돈의 보물'

그리스 신화에 나오는 바다의 신 포세이돈은 로마 신화에서는 넵투누스로 부른다. 이 넵투누스는 살라키아를 아내로 삼는다. 처음 청혼했을 때 살라키아가 이를 받아들이지 않고 서쪽 먼 바다에 숨어버리는데, 온 대양을 샅샅이 뒤져 살라키아를 찾아준 일등공신이 고래다. 그래서 용연향은 '넵투누스의 보물'로도 불린다.

〈뉴스위크〉의 보도에 따르면 향유고래는 지난 200년 동안 근 100만 마리가 포획되었다고 한다. 현재 미국해역에 남아있는 향유고래의 수는 경우 7천 마리다. 지난 1973년에 멸종위기 동물로 지정되었다. 향유고래가 이토록 귀한 만큼, 이 고래의 희귀한 병리적인 부산물인 용연향 역시 귀할 수밖에 없다.

용연향은 기와 혈의 순환을 북돋우는 바다의 사향麝香

송나라 황제 휘종은 황궁 안의 창고에 보관 중이던 용연향 80두가 발견되었다는 보고를 받는다. 그러나 아무런 기록도 없이 수십 년을 흘러온지라 그 용처를 아는 이가 없었다. 그래서 이를 측근 대신들과 시종에게 하사하였는데, 한 시종이 콩알 하나 분량의 용연향을 태우자 매우 강렬하고 신비스러운 향기가 궁궐에 퍼져 종일토록 사라지지 않았다. 이를 이상하게 여긴 휘종은 나눠준 용연향을 전량 회수하여 다시 창고에 넣고 밀봉시켰다는 얘기가 전해온다.

한약재로서의 용연향은 청나라 건륭 연간에 조학민趙學敏이 지은 《본초강목습유》本草綱目拾遺에 처음 보인다. 효능은 사향과 유사하여 기와 혈의 순환을 북돋우는行氣活血 약의 하나다. 더불어 이뇨작용을 촉진하고利水通淋 기침을 멎게 하며止咳平喘 입안의 진액 생성生津盈頰을 돕는다. 상용하지는 않는 희귀약재이다. 현대적인 약리작용은 소량은 중추신경계의 흥분작용을 하며, 대량으로 복용하면 강심强心과 혈압강하의 작용을 한다고 본다. 내복 시에는 가루를 내어 한 번에 0.3그램에서 1그램 정도씩 복용한다.

진주조개가 진주를 만들듯, 황소가 우황을 만들듯

진주조개는 진주를 만들기 위해 온몸으로 모래알을 감싼 채 인고의 세월을 지나 한 알의 진주를 만들어 내는데, 고래는 소화불량의 고통을 겪고 만들어진 부산물로 인류에 공헌하는 셈이다.

사실 한약재 중에는 각종 동물들의 분비물이나 병리적 산물이 의외로 많다. 진주 역시 미용이나 화장품의 재료로 쓰이기도 하고 가루를 내어 내복약으로도 쓴다. 대표적인 청열해독 처방의 하나인 〈우황청심환〉의 군약君藥으로 쓰이는 우황牛黃은 소의 쓸개에 생긴 결석이다. 중풍이나 구안와사 등의 안면신경마비를 치료하는 방제인 〈견정산〉牽正散의 주약 중 하나인 백강잠白殭蠶은 누에가 감염되어 하얗게 말라 죽은 일종의 시체이다. 마진으로 인한 각막궤양이나 야맹증 초기의 치료제로 쓰이는 야명사夜明砂는 박쥐의 똥이고, 어혈로 인한 월경통이나 산후 복통을 치료하는 오령지五靈脂는 하늘다람쥐의 똥이다.

사족蛇足
–
한약 처방전, 순한글로 하면 안되는 이유

사정이 이러하기에 필자는 개인적으로 한약처방전을 순전히 한글로만 쓰는 것에 반대한다. 안 그래도 한의학이 서양의학을 전공한 이들에 의해 비과학적[엄밀하게는 '비(非) 서양과학적'이라고 해야 옳다]이라고 비판을 받고 있는 마당에 또 다시 한의학을 신비화한다는 소리는 물론 아니다.

무슨 비방이나 되는 양 자신의 처방전을 떳떳하게 공개하지 못하는 일부 용렬(庸劣)한 의사들을 비호하겠다는 것 또한 아니다. 다만 일반인보다 세세한 것 하나에도 민감할 수밖에 없는 환자의 입장을 고려해서다.

이미 오랜 임상적 경험과 과학적인 검증을 거치고 사용하는 약재임에도 불구하고 처방전에 한약재명을 쓰지 않고 평상어로 매미허물 10g, 전갈 말린 것 6g, 지렁이 말린 것 9g, 박쥐 똥 10g 이런 식으로 기록한다고 하자. 한의학에 전문적인 식견이 없는 환자가 선입관과 편견을 가질 수밖에 없다. 이런 선입관이 치료효과에 부정적인 영향을 미치지 않을 거란 보장이 없다고 보는 것이다.

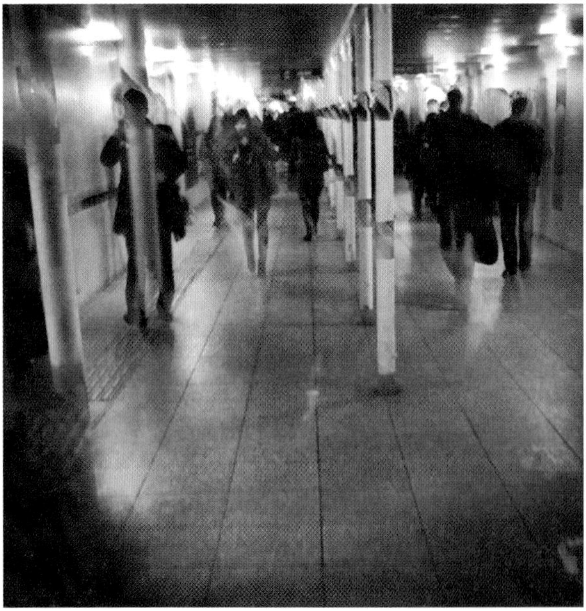

남자는 8단,
여자는 7단이라면서요? : 동양의학으로 보는 전립선비대

수탉은 이름난 플레이보이다. 암탉들과 끊임없이 교미를 하는데 동일한 상대와는 6회 이상 짝짓기를 하는 법이 없다. 그 이후에는 흥미가 떨어져서 발기조차 되지 않는다고 한다. 그런데 희한하게도(?) 새로운 암탉이 출현하면 마치 처음 교미를 하는 양 금방 원기를 회복한다고 한다. 이른바 '수탉 효과'다. 미국 30대 대통령 쿨리지의 이름을 따서 '쿨리지 효과'Coolidge effect라고도 한다.

좀 오래된 영화이긴 하지만 신승수 감독이 만든 〈수탉〉이라는 영화도 '수탉 효과'를 소재로 만든 영화다. 김인문과 최유라가 각각 남녀 주연을 맡아 열연했다. 그다지 주목을 받지 못하고 흥행도 실패했지만 잘 만든 영화 중의 하나였다.

인간의 발달을 특정한 기준을 가지고 단계별로 나누어 설명하는 이론은 동서를 막론하고 여러 가지가 있다. 대표적인 것이 프로이트의 이론이다. 그는 인간의 성적 욕구를 기준으로 구강기, 항문기, 남근기, 잠복기, 생식기 하는 식으로 발달단계를 나눈다. 피아제나 콜버그, 에릭슨 등의 이론처럼 인지의 발달 또는 사회성이나 도덕성 등 그것을 구분하는 기준이 다양한 만큼이나 학자나 학파도 많다.

중국의 춘추전국시대를 거쳐 진, 한대에 형성된 것으로 보이는 동양의학의 바이블 《황제내경》黃帝內經에서도 이를 다루고 있음은 물론이다. 이 책의 〈영추〉편에서는 사람의 몸 속을 흐르는 5장 6부 12경락의 기氣가 성한가 아니면 쇠하였는가를 가지고 발달의 단계를 나누고 있다.

한의학의 발달 단계론인 이른바 '남8 여7'男八女七의 이론이다. 남자는 8세에 혈기가 통하고 16세에 신기腎氣가 왕성해지며… 48세 때는 혈맥을 주관하는 간기肝氣가 쇠퇴하며 56세에 이르러 신기가 크게 줄고 몸이 쇠해진다는 식이다. 물론 여자는 7세, 14세, 21세 식으로 나누는데, 구구단으로 치자면 남자는 8단이요, 여자는 7단으로 나아가는 이 동양의학의 발달 단계론은 현대의학이론에 비춰 봐도 대차가 없다.

이런 관점에서 보면 여성의 14세二七가 남성의 16세二八에 해당하고 남자의 40세五八는 여자의 35세五七에 해당하는 셈이니 여성이 남성에 비해 평균적으로 사춘기나 중년기가 빨리 오는 이유를 알 수 있다. 동갑내기 남녀학생을 비교할 때 대체로 여학생이 남학생보다 더 철이 들어 보이는 것도 납득할 수 있다. 이런 관점에서 보면 인류학 혹은 사회학적인 입장이 아니라, 적어도 한의학적인 입장에서는 남자는 연하의 여자와 결혼하는 것이 더 적절하다고 할 수 있겠다.

전립선 비대는 오래 전부터 50대에 50, 60대에 60, 70대에 70%가 나타난다는 말이 있을 정도로 흔한 남성 질병이다. 소변이 자주 마렵고 특히 야간에 더 심해지거나, 오줌이 찔끔거리면서 배뇨에 곤란이 생기는 등 노년에 소변을 보는 데 이상이 생기면 표면적으로 보아 얼핏 요도에 문제가 있는 것 같지만 실제로는 전립선에 병변이 있는 경우가 많다.

한의학에서는 전립선을 정규精竅라고 하는데 여기에 병변이 있기에 느른하다, 늙었다는 뜻을 가진 융癃자를 사용하여 융폐癃閉 또는 정륭精癃 등으로 부른다. 대체로 간신肝腎의 부족함이 뚜렷해지는 50대 이후七八 에 나타난다. 혈액의 저장과 조절에 관여하는 간기가 부족해지면 혈기가 껄끄러워지거나 막히어 방광경락의 말단에 어부瘀腐가 생기게 된다.

또 생명활동의 기본이 되는 원기를 주관하는 신기가 부족해지면 혈액과 진액을 제대로 통괄하지 못해 혈액순환에 문제가 생기고 수분대사를 통괄하는 삼초의 기능의 문란 또는 실조三焦不化로 이어져서 발생한다고 본다. 오장육부의 정기는 신에서 생기고 신은 생식기능을 주관하므로 이 정기가 쇠하다는 것은 신기가 쇠하다는 것이며 신기가 쇠하면 결과적으로 방광경膀胱莖 부위의 기와 혈의 순환이 막혀 전립선비대 증상이 나타나는 것이다. 한의학에서 신과 방광은 동전의 양면처럼 밀접하게 연결된 짝으로 보기 때문이다.

전립선 비대를 성기능의 약화와 직접적으로 연계시키는 것은 무리가 있지만 이 증상을 생각하면 나는 무의식적으로 영화 〈수탉〉 속의 남자 주인공 두칠이 생각난다. 소변보는 게 시원찮으면 사위도 삼지 않았다는 옛날의 우리네 민간풍속이 연상되는 까닭이다. 두칠이는 소규모 양계장의 주인으로, 세 딸과 억척같은 마누라의 기세에 눌리고 닭똥 냄새에 찌들어 살면서 부부관계도 시원찮은 연민의 주인공이다.

그는 동생의 학비를 대기 위해 낮에는 도계장屠鷄場에서 경리로 일하고 밤에는 퇴폐이발소에서 일하는 옥자를 만나면서 새로운 인생에 눈을 뜬다. 우리 주위에는 김유정의 〈동백꽃〉에 나오는 점순이네 수탉처럼 '대강이가 크고 똑 오소리같이 실팍하게 생긴' 수탉 같은 인생도 많다.

그러나 그 수탉에게 '미처 아물지도 않은 면두를 또 쪼이며 붉은 선혈을 뚝뚝 떨어뜨리는 '덩저리 작은 우리 수탉'이나 이효석의 소설 〈수탉〉에 나오는 을손의 수탉처럼 '죽지의 깃도 가지런하지 못한 데다 꼬리조차 짧고, 심지어 어떤 때는 암탉에게조차 쫓기는' 이도 적지 않은 것 같아 안타깝다.

전립선 비대증의 근본은 앞서 말한 바와 같이 중년 이후 나이가 들면서 원기가 허한 데서 출발하고, 겸하여 어체瘀滯가 있는 것이니,標實本虛,虛實錯雜 약을 쓸 때는 마땅히 원기를 먼저 보하여 근본을 다스려야 하고, 그와 동시에 기혈의 운행 지체를 바로잡고通竅化瘀 체내의 습열과 탁한 독을 제거除濕熱濁毒하는 것이 치료의 요체다.

사족蛇足

동서의학의 융합을 선도해온 중서의결합파(中西醫結合派) 명의(名老中醫)의 한 사람인 인회하(印會河) 선생은, "옛날에는 서양의학의 도움을 받지 못하고 오로지 동양의학 고래의 현상학적 진단과 처방에만 의존했던 관계로 전립선의 비대를 치료할 때 부기를 제거하거나 굳거나 뭉친 걸 푸는(散腫消堅消積) 방식을 활용하지 못했다"면서, 그러나"지금은 서양의학의 지식을 충분히 활용하여 이러한 치료방법을 전립선 비대와 더불어 족궐음간경(足厥陰肝經)의 순행부위에 자주 발생하는 유선증생, 흉연골염, 자궁근종, 임파결염 등의 치료에 사용한 결과 좋은 효험이 있었다"고 말한다. 동서의학 협진이니, 의료일원화니 하는 갖가지 소설(所說)이 난무하는 지금, 동서의학의 만남이 어떠해야 하는가를 구체적, 실증적으로 보여주는 모범적인 사례가 아닌가 싶다.

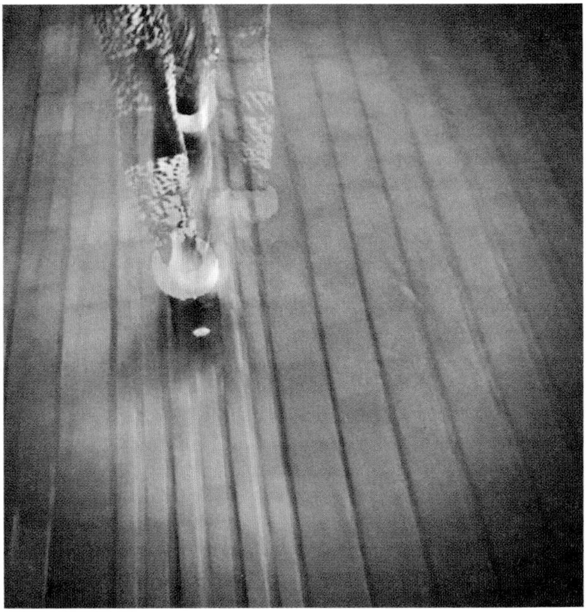

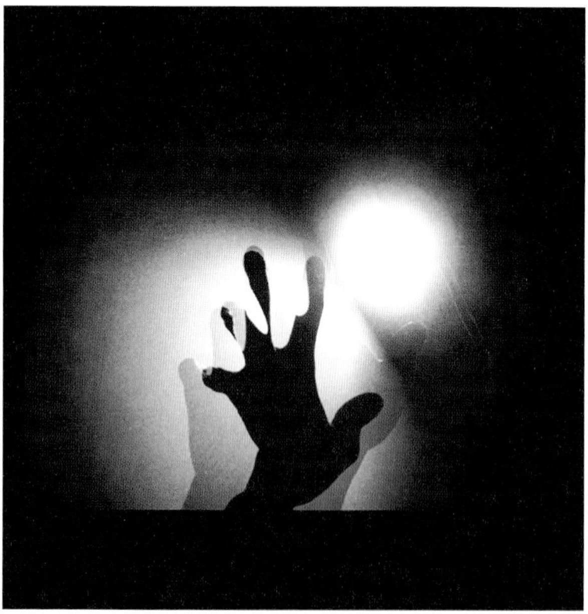

〈왕의 남자〉 이준기, 〈패왕별희〉 장국영 : 한의학과 정신의학으로 풀어보는 동성애

감정은 화학이고 논리는 물리다

영화 〈왕의 남자〉가 이전의 흥행기록을 갱신하며 고공비행하던 때가 있었다. 이준익 감독도 이런 뜨거운 열기를 예상하진 못했다. "감정은 화학이거든. 논리는 물리고. 화학반응이 일어난 거지. 조상의 '지름신'이 관객에게 내린 거야."
도대체 '지름신'이 뭐냐고? 이 단어는 '지르다'와 '신神'을 합성하여 만든 신조어다. 물건을 산다는 뜻이란다. 요즘 신세대는 꼭 필요하지는 않은데 마음에 꼭 드는 물건을 자기도 모르게 구매했을 때 그 탓을 지름신에게 돌리고는 "지름신이 강림하셨다"라고 표현한다고. 조선조 구중궁궐에 광대를 끌어들여 한판 유희를 벌인다는 발칙한(?) 상상력을 자랑하는 감독의 대답답다.

특히 이 영화에서 주요 소재로 활용했던 '동성애 코드'가 장풍의와 장국영이 열연하여 인기를 끌었던 천 카이거 감독의 〈패왕별희〉霸王別姬의 그것과 대조되어 호사가들의 흥취를 돋우기도 한다. 물론 두 영화 모두 동성애를 정면으로 다룬 영화는 아니지만, 공길 역을 맡은 이준기도 〈패왕별희〉를 스무 번 이상 보며 장국영의 연기를 벤치마킹했다고 하니 동성애 측면에서 두 영화를 대조한다고 해서 영 뜬금없는 비교는 아니지 싶다.

안녕, 내 사랑Adieu ma Concubine

인생은 덧없는 한바탕 일장춘몽一場春夢인가. 영화 속의 광대 장생(감우성 분)은 이렇게 말한다. "징한 놈의 세상 한바탕 놀고 가면 그 뿐…" 그러나 세상은 그리 녹록치 않다. 한왕 유방에 쫓겨 사면초가四面楚歌 생의 막다른 길에 다다른 항우는 이렇게 노래한다. "산을 뽑을 힘이 있고, 천하를 덮을 기개가 있건만力拔山氣蓋世 때가 불리하여 사랑하는 말馬조차도 움직이지 않는구나. 사랑하는 우희여! 내 그대를 어찌할까?" 적절하게도 〈패왕별희〉의 프랑스어 제목은 "안녕, 내 사랑Adieu ma Concubine"이다.

초패왕 항우역을 맡은 샤오러우段曉樓, 장풍의 분를 사랑하는 우희 역의 디에이程蝶衣, 장국영 분는 샤오러우와의 마지막 경극 공연장에서 항우 아닌 샤오러우가 차고 있던 칼을 뽑아 연기가 아닌 진짜 죽음을 선택한다.

공길도 죽음을 불사하고 다시 궁으로 돌아온 장생과 함께 목숨을 걸고 이승에서의 마지막 외줄타기 공연을 한다. 〈왕의 남자〉의 라스트 신은 공길이 장생과 함께 줄을 타고 하늘로 비상하는 상징적인 장면으로 마무리 되지만, 그것이 저승에서 다시 광대로 만나자는 둘의 임종臨終의 의식임은 물론이다.

디에이나 공길은 둘 다 여장女裝을 한 남자배우다. 디에이는 그를 버린 친어머니에 대한 '미움과 그리움'이라는 양가감정兩價感情 ambivalence을 샤오러우에 대한 집착으로 표출한다. 반면 공길은 생모인 폐비 윤씨의 죽음과 생모에 대한 사무치는 그리움을 간직하고, 또 사약을 내린 조정중신에 대한 증오 등에 의해 정신적 내상精神的 內傷 trauma을 입은 채 살아가는 연산에 대한 연민으로 표출한다.
분석심리학의 창시자 칼 융C.G.Jung,1875~1961은 동성애를 모성에 사로잡혀 있는,

다시 말하면 모성콤플렉스를 가진 남성의 전형적인 부산물로 본다. 〈패왕별희〉에서 모성 콤플렉스를 갖고 있거나 그에 사로잡힌 사람은 디에이 한 사람이지만, 〈왕의 남자〉에서는 연산과 공길 두 사람이다.

당연히 샤오러우와 장생은 이 콤플렉스에서 얼마간 거리를 두고 있거나 초연한 편이다. 동성을 향한 애욕은 샤오러우 일방의 것이거나, 공길과 연산 사이에 나타난다. 샤오러우나 장생의 감정은, 디에이나 공길 혹은 연산의 그 것과는 다소 출입出入이 있다.

성욕이 거세된 동성애?
그건 우정友情 아닌가?

유사 이래 동성애는 존재해 왔다. 아니 역사시대 이전부터 존재했다는 게 더 정확한 기술일 것이다. 정신의학에서 동성애를 예전에는 성적性的 장애자로 보았지만 요즘에는 성적 정체성identity의 장애로 본다. 다만 임상적으로 매우 과도한 괴로움을 유발하지 않거나, 정상적인 사회생활을 유지할 수 없을 정도의 심각한 장애를 야기하지 않는다면 병리적인 범주에 넣지는 않는다.

그러나 진단 시에 병리적인 범주에 넣지 않는다고 하여 병리가 아니라는 말은 아니다. 동성애자들이나 일반인들이 느낄지도 모르는 반발감이나 거부감을 의식해서인지는 몰라도, 일부 평론가들이 "성적인 욕망이 제거된 동성애" 혹은 "성욕이 거세된 동성애적 표현"이라 수식하는 경우를 본다.

성적인 사랑 또는 성적인 욕망이 바로 성애性愛이고 그것이 동성을 향할 때 동성애同性+性愛= 同性愛라고 한다는 기본적인 개념조차 무시한 발언이다. "성욕이 거세된 동성애"란 말은 우정이라는 개념 속에 포괄할 수 있는 개념일뿐더러 그 자체가 논리적으로도 모순되는 현학적 말장난이다.

예컨대 간질癎疾환자가 있다고 하자설명의 한 방편으로 부득이 간질을 예로 들지만, 간질을 앓고 있는 분들의 문맥을 벗어난 오해가 없기를 간절히 소망한다. 옛날에는 간질병을 불치의 병으로 여겼고, 간질병 환자들을 마치 몹쓸 전염병에나 걸린 가까이 해서는 안 될 사람 취급을 한 적이 있었다. 반사회적anti-social 심신장애자 취급을 한 것이다.

그러나 지금은 의학의 발달로, 완치까지는 몰라도 항抗경련제의 복용으로 미리 발작을 막는 등 여러 가지 치료법으로 간질을 컨트롤할 수 있다는 것을 알게 되었고, 자연스레 그들을 벽안시하던 오해는 사라졌다. 오히려 그들에 대한 배려를 할 줄도 알게 되었다. 그렇지만 간질이 병리가 아니라고 말하는 이는 없으며, 그것이 진정으로 간질환자들을 위하는 길도 아님을 우리는 잘 알고 있다.

자연天地人은 음양이 조화를 이루어 상호조절작용을 하는 가운데 상대적인 평형을 이룬다. 천지天地가 그러하며 사람人 또한 마찬가지다. 아니 천지자연의 음양의 조화 중에서 가장 신성한 것이 바로 남녀음양의 기氣의 상호교합이요, 인간의 사랑이다. 우정이라고 말하기에는 도를 넘어선 동성간의 성적인 관계를 다양한 사랑의 한 형태라고 미화해서는 아니 된다. 플라토닉 러브 운운하며 얼버무리는 건 더욱 언어도단言語道斷이다.

'다수=정상이고, 소수=비정상'이라는 도식적인 잣대를 갖다 대는 이도 많음에 나는 당혹한다. 간질환자가 사회의 다수를 점한다고 간질이 병리病理가 아니라 생리生理라고 할 수는 없는 노릇 아닌가. 동성애 역시 마찬가지다. 의학의 문제를 사회학적인 '주류majority- 비주류minority'의 개념으로 치환하려 해서도 안 된다.

동성애 찬성이
“쿨한 감성의 아이콘?”

동성애를 옹호하는 그룹에서 항용 내미는 또 다른 카드가 ‘다름과 틀림’이다. 이 도식을 들이대는 것도 단편적인 인식의 소산이다. 이 역시 임상에서 말하는 개인의 정신적 혹은 신체적 병리를 진단할 때 쓰는 의학적 차원의 것이 아니다. 사회현상을 바라보는 사람들의 관점을 논할 때 쓰는 사회학적 차원의 척도이다. 차원이 다른 두 척도를 동일차원에서 논하는 심리의 이면에는 ‘시대를 향한 아첨’이 아니라면 뭔가 또 다른 음모가 도사리고 있다고 본다. 의학적인 영역에 사회학적인 관점을 끌어들이고, 외교적인 수사학을 동원하여 정치적인 태도로 풀려는 이들은 누구일까?

누군가의 말처럼 동성애를 찬성하는 것이 마치 우리 시대 ‘쿨한 감성의 아이콘’처럼 취급되는 것은 문제가 있다는 말이다. 물론 우리가 불가항력적인 조건에 의해 동성애를 하는 사람들을 보통사람들과 ‘다르다’고 하여 무조건적으로 배척하자는 건 아니다. 그들이 반사회적인 행동을 하지 않는다면 그들의 행위는 어느 정도는 용인될 수 있을 터이다. 또한 그들에 대한 적절한 심리적 배려와 제도적 장치의 마련 역시 필요하다.

그러나 반복하건대 동성애자들에 대해 요즘 유행하는 다름에 대한 관용寬容, 윤리적인 똘레랑스가 행해진다고 하여 이 관용이 그대로 그들의 틀림에 대한 용인容認은 아니라는 것이다. 나아가서 그들을 ‘옳다’고 인정하는 행위라고 확대 해석해서도 곤란하다.

우리 사회 고질적인 병폐의 하나는 ‘솔직’하지 못한 데 있다고 나는 생각한다. 동성애가 사회적으로 만연하고, 그들이 소수자의 권리 운운하며 권익을 찾는 운동을 할 만큼 세력을 형성했다고 하여, 동성애 문제를 무슨 병리현상으로 보지 않고 생리적인 현상으로 본다면 적절한 해법은 절대 나올 수가 없다. 사회적 윤리가 변하고 법제가 바뀐다 하여 의학적 기준까지 무조건 따라 변하는 건 아니지 않은가?

공길이 가로되
"그래도 지구는 돈다?"

《조선왕조실록》朝鮮王朝實錄에는 다음과 같은 기록이 있다. 조정중신들이 연산의 패륜과 폭정에 침묵하고 있을 때, 천출의 광대 공길이 홀로 "임금이 임금다워야 하고, 신하가 신하다워야 하며, 아비는 아비답고 아들은 아들다워야 한다"君君臣臣父父子子는 《논어》論語의 한 구절을 인용하여 연산에게 이렇게 직간直諫한다.
"임금이 임금답지 못하고, 신하가 신하답지 못하니, 먹을 것이 있다 한들 제가 어찌 그걸 덥석 받아먹겠습니까?"君不君臣不臣, 雖有粟, 吾得而食諸? 당연히 공길은 불경죄로 곤장을 맞고 귀양을 가게 된다"없는 데선 나랏님도 욕한다"는 속담이 있지만, 대통령은 고사하고 직장상사 앞에서도 입바른 소리 한 번 하기 힘든 인지상정人之常情을 고려한다면, 서슬퍼런 봉건왕조의 왕 앞에서 이런 위험수위의 발언을 했고, 또 그 내용이 고스란히 통치사료인 실록에 등재되어 있음을 목도하니 놀라울 뿐이다.

《주역》周易에 이런 말이 있다. "일음일양지위도"一陰一陽之謂道 음과 양이 서로 교차하며 변화하는 것이 세상의 이치라는 뜻이다. 세상의 모든 사물은 모두가 다 음과 양이라고 하는 두 기陰陽二氣의 상호대립과 통일의 결과라고 해석할 수도 있다. 중국 남송 소흥紹興 연간에 의학자 성무기成無己는 그의 저서 《주해상한론》註解傷寒論에서 주역의 이 말을 원용하여 이렇게 말한다. "일음일양지위도, 편음편양위지질"一陰一陽之謂道, 偏陰偏陽謂之疾

인체의 정상적인 생명활동은 음양 두 가지 방면의 상대적인 평형과 협조관계에 의존한다. 그 것이 자연과 인체 생명활동의 기본 규율이다. 그런데 음과 양이 상호배합과 협조관계를 유지하지 못하고, 어느 한 쪽이 지나치게 항진亢進되거나 과도하게 쇠락하여 상대적인 평형이 깨어지면 그 것이 곧 질병으로 화한다는 뜻이다.

음은 음이요, 양은 양이다. 남자는 남자고 여자는 여자다. 남자와 여자가 각자 자기 본연의 위치에서 역할을 바로 하고, 서로 화합하여 나가는 것이 천지자연의 가장 큰 도가 아니겠는가男女正, 天地之大義也.《周易》家人. 자연의 보편적인 규율을 원칙으로 할 때에야 비로소, 그 속에서 융통성과 변통성도 생기는 법이다. 음양이 상호 길항적拮抗的 조절이 이루어지지 못하고 양만 성하거나 음만 성한偏陰偏陽 음양 부조화의 전형을 인간사에서 찾자면 동성애가 좋은 보기가 될 것이다.

이준기와 장국영의 죽음은, 아니 극 중 동성애자 공길과 디에이의 죽음은 음양이 조화를 이루지 못하고 어느 한쪽으로 혹은 어느 한쪽끼리 편중되었을 때 나타나는 부조화를 상징적으로 보여준다고 하면 나의 지나친 편견일까? 〈왕의 남자〉에서 장생이 연산을 두고 "비역질남성끼리의 동성애을 하니 벼슬을 주는 폭군"이라고 비판하는 장면이 나온다. 그러나 장생은 극 중의 가공인물이고, 공길이 실존인물이었다.

극 중에서의 공길은 디에이와 같이 동성애의 희생자였는지 몰라도, 실존인물 공길은 그냥 탁월한 배우의 한 사람이었을 것이다. 임금 앞에서 "왕이 왕답지 못하고, 신하가 신하답지 못하다"고 일갈하는 그가 "남자가 남자답지 못하고 여자가 여자답지 못한男不男女不女" 행동을 했을 리 없다고 본다. 역사 속 공길의 행동처럼 아무리 왕의 면전이라 해도 아닌 것은 아닌 것이다. 재판정에서 자신의 이론을 공개적으로 철회할 것을 강요받았던 갈릴레오 갈릴레이가 재판정을 걸어 나오면서 "그래도 지구는 돈다"고 했던 것처럼 말이다.

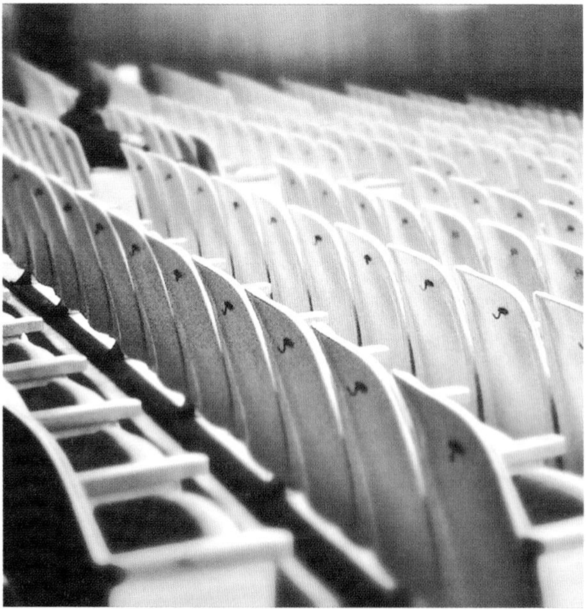

〈메디슨 카운티〉의 목걸이와 〈메노포즈〉의 란제리 : 동양의학으로 보는 갱년기증후군

우리나라에서도 여러 차례 공연이 되어 히트했던 뮤지컬 〈메노포즈〉Menopause는 폐경閉經이라는 영어단어의 뜻 그대로 폐경기를 맞은 중년여성의 고뇌를 극화한 수작이다. 한물 간 연속극 배우, 평범한 전업주부, 전문직 여성, 채식주의자 귀농여성 등 전혀 다른 이력의 여성 4명이 뉴욕의 한 백화점 란제리 세일 코너에서 우연히 검정 레이스의 브래지어를 놓고 서로 가지겠다고 싸우면서 시작된다. 박해미 전수경 이경미 등 내로라하는 뮤지컬 배우들의 연기력이 볼 만했다.

"불타네 훨훨타네 장작도 아닌데/정말 잘타네 이 잔인한 느낌/땀나고 열나고 늙어가는 징조라네 어쩌면 좋아/여성호르몬은 다 타버려 무늬만 여자야…."
특히 갱년기 여성들의 번민을 담은 대사와 노래는 의학전공자들의 감탄을 자아낼 정도로 잘 묘사되어, 황혼기를 앞둔 여성이 아니라도 충분히 공감할 만큼 예술적으로 잘 형상화된 작품이다. 치유측면에서 보더라도 어지간한 사이코드라마Psycho-drama보다 낫지 싶다.

이들 4인의 주인공이 다투다 발견한 것은 자신들이 갱년기更年期를 통과하고 있다는 공통적 자각이다. 까닭 없이 우울해지거나 쉽게 흥분하는 등 정서가 불안해지고, 손발과 얼굴이 화끈거리거나 달아오르고, 밑도 끝도 없이 땀이 많이 난다. 몸에 열이 나거나 으스스 추워지기도 하고, 두통이나 현기증, 귀울림이 나타나기도 한다.

쉽게 피로감을 느끼며 혈압이 올라가거나 심장박동에 이상이 생기기도 한다. 당뇨가 생기거나 몸이 붓고 허리가 아픈 증상이 나타나기도 한다. 물론 월경의 실조에 이어 폐경으로 이어지며 성욕감퇴가 동반되는 경우도 있다. 속이 더부룩하고 밥맛도 없고 변이 묽어지거나 변비가 생기기도 한다.

동양의학에서는 앞에서 전립선 비대를 설명할 때 언급했다시피 대체로 '男8 女7'의 이론이 통용된다. 여성들은 7세一七가 되면 신기가 왕성해지고, 14세二七에 이르러 천규天癸:여성호르몬 정도로 보면 될 것 같다가 성해지면 임맥任脈과 충맥衝脈이 충만해져서 월경이 시작되고 동시에 생식능력을 갖춘다고 본다. 갱년기에 대한 인식 역시 동일한 맥락이다. 여성들이 49세七七 전후가 되면 간신肝腎의 기氣가 날로 쇠하고 천규가 다하여 충·임 양맥이 허손해지고 정혈精血이 나날이 부족해진다. 그 결과 이와 같은 증상들이 나타나는 것이다.

영화 〈메디슨 카운티의 다리〉에서 떠돌이 사진작가 로버트클린트 이스트우드 분와 나흘간의 운명적인 사랑에 빠진 중년여성 프란체스카메릴 스트립 분도 갱년기신드롬을 앓고 있었다고 보면, 영화의 낭만과 흥취에 찬물을 끼얹는 소리일까?

한의학에서는 신腎을 선천의 근본이라 하고, 정精을 저장하는 기능이 있다고 본다. 또한 간肝은 혈血을 저장하는데, 원래 혈의 생성은 정을 그 근원으로 하고精生血,血化精 후천적인 음식물에 의해서도 영향을 받는다고 본다. 각각 정과 혈을 주관하는 장부인 간과 신이 하나의 근원이요, 혈과 정이 같은 뿌리라는 설은 바로 여기서 나온다肝腎同源, 精血同源. 따라서 오장육부의 정과 혈이 잘 자양되면 건강하겠지만, 간혈과 신정이 모자라게 되면 인체 음양의 평형을 조절하는 기능이 제 역할을 못하게 된다.

요컨대 갱년기증후군은 간신의 부족이 근본本이고, 비장脾臟과 충임의 허손이 현상標이다. 따라서 먼저 비와 심의 기능을 북돋우어 기혈생성의 근원을 보함과 동시에, 기경팔맥奇經八脈인 충·임맥을 보함으로써 우회적으로 신의 음양을 보해야 한다.

또한 간기를 소통시키면서, 동시에 충·임맥으로 바로 들어가 간혈을 북돋우는 약재를 가함으로써 순조롭게 갱년기를 넘기도록 유도하는 게 치법의 대강大綱이다. 요즘 폐경閉經을 자연스러운 삶의 한 과정을 마쳤다는 의미에서 '완경'完經이라 부르는 것도 그런 맥락이다.

프란체스카가 남편과 같이 타고 있는 차 바로 앞에 정차한 로버트는 그녀한테 받았던 목걸이를 자신의 자동차 세이프 미러에 건다. 차창 밖으로 비는 추적추적 내리고, 목걸이는 그녀의 마음처럼 흔들리지만 프란체스카는 결국 내리지 않는다. 〈메노포즈〉도 마찬가지지만, 나는 이 영화를 '가정이냐 사랑이냐, 운명적인 사랑은 존재하는가'하는 식으로 보지 않고, 갱년기 여성들이 젊은 날의 화려한 추억에 얽매이지 말고 미래를 향해 당당하게 나가라는 메시지로 읽었다.

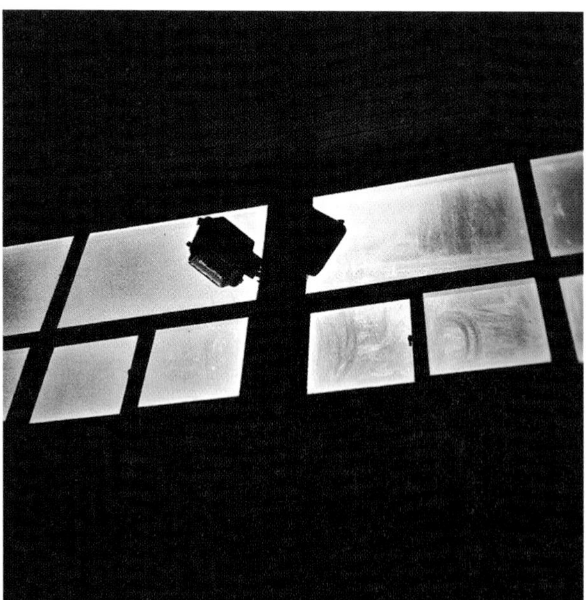

감히 눈을 밟아?
그럼 난 낙엽을 쓸어버린다! :
의학사의 유명한 라이벌
섭천사와 설생백

아카데미 감독상 작품상 남우주연상 등 6개 부문을 석권한 밀로쉬 포먼 감독의 〈아마데우스〉는 모차르트탐 헐스 분의 천재적 재능에 대한 질투로 눈이 먼 한 범용凡庸한 음악가 살리에르F. 머레이 에이브라함 분의 삶을 그린 영화다.

"오 신이시여! 어찌하여 내게는 귀만 주고 손은 주지 않으셨나이까"라며 절규하는 궁정 악단장 살리에르의 모습은 평범한 우리의 슬픈 자화상과 동일시同一視되어, 관객들로 하여금 동병상련의 안타까운 눈물을 훔치게 한 기억이 난다.

윌리엄 와일러의 영화 〈벤허〉에 나오는 메살라스테판 보이드 분와 유다 벤허찰턴 헤스턴 분처럼, 삶에 활력소를 불어넣거나 대칭의 긴장미를 느끼게 하는 것이 바로 라이벌의 존재다. 라이벌에는 종류도 많다. 나라로는 천하삼분지계天下三分之計에 따라 솥발처럼 섰던 위촉오의 삼국과 고구려, 백제, 신라의 삼국이 있는가 하면 인도와 파키스탄, 냉전시대의 미국과 구소련, 요즘의 미국과 중국이 있다.

코카-펩시, 맥도날드-버거킹, 삼양-농심 같은 먹거리도 있고 메르세데스 벤츠와 페라리 같은 자동차도 있다. 정보화시대를 구가하는 요즘에는 SKT, KTF, LGT 휴대폰 3사 간 경쟁이 치열하고, 마이크로소프트와 구글의 정보전쟁도 지켜볼 만하다. 매니아들 간에 서로 이견이 있기도 하지만 아이폰의 애플과 안드로이드 폰의 대표주자인 삼성의 스마트폰 전쟁도 있다.

우리 역사에도 무수한 라이벌이 존재한다. 사단칠정론四端七情論으로 유명한 퇴계 이황과 그의 필생의 라이벌 남명 조식이 있고, 주자학의 근본주의자 송시열의 대척점에는 윤증이 서 있다. 단원 김홍도와 혜원 신윤복, 오성 이항복과 한음 이덕형, 이순신과 원균, 흥선대원군과 명성황후가 있고, 김구-이승만, 김일성-박헌영, 김영삼-김대중도 있다. 남진-나훈아도 빼놓을 수 없다.

한의학사에도 유명한 라이벌이 있다. 섭계葉桂,1667~1746와 설설薛雪,1681~1770이 그 주인공이다. 청나라 강희, 건륭 연간에 살았던 의학사에 길이 빛나는 학자요, 명의다. 두 사람 다 역대 명의를 다수 배출한 중국 남방 출신으로, 강소성江蘇省 오현吳縣사람이다. 섭계葉桂의 자字는 천사天士로 온병학溫病學의 기초를 확립했다. 고금의 의술에 두루 정통했으며, 환자를 치료할 때에 특정한 규율에 얽매이지 않았다.
고만고만하게 여러 약을 두루치기로 사용하면서 요행으로 변증辨證이 적중하기를 바라거나, 그 병에 맞는 약이라면 약의 성질이 준열峻烈해도 과감하게 써야 하는데, 자신의 일천한 의학수준 탓에 용약用藥에 자신이 없어 약성이 부드러운 약만 골라 쓰며 자신의 용렬한 의술을 숨기는 세태를 비판한 바 있다.

설설薛雪의 자字는 생백生白으로 역시 온병학의 발전에 공헌이 컸다. 의학뿐만 아니라 문사철文史哲 모두에 박학하였다. 시화에도 능하여 난도 잘 쳤다고 한다. 설생백은 일신의 영달과 양명에 초연한 처사處士형 의사였던 것 같다. 고관대작이 부른다고 허겁지겁 달려가는 일이 없었고, 아픈 자가 있으면 찾지 않아도 제발로 나타나 고쳐주었다고 한다.

섭천사와 설생백은 동시대를 살았던 동향의 명의로서 의림醫林에 명성이 자자하였으나, 이상하게도 그다지 사이가 좋지 못했던 것 같다. 전하는 얘기로는 시골에서 올라온 한 환자가 설생백에게 진료를 청했는데, 설생백이 진찰 결과 환자에게 이렇게 말했다. "병의 정황으로 보아 당신은 병세가 매우 심하여 고칠 방도가 없을 것 같소."

이 환자가 막 문밖을 나서는데 마침 섭천사를 만났다. 섭천사가 진맥을 하고 처방을 하나 써주면서 이르기를, "당신의 병은 그리 심하지 않소. 약 몇 첩만 먹고 나면 금방 나을 것이요, 너무 걱정하지 마시오!"
이를 우연히 지켜보게 된 설생백이 혀를 끌끌 차며 말했다. "섭천사가 교만하여 자신을 드러내기를 좋아하는 성정性情을 갖고 있구만!"

집으로 돌아온 설생백은 섭천사의 섭葉과 낙엽의 엽葉이 같은 한자를 쓰는 것을 빗대어, 그의 처소와 별호를 '낙엽을 쓸어버린다'는 뜻으로 각각 소엽장掃葉莊과 소엽산인掃葉山人이라 칭하였다. 섭천사 역시 이에 질세라 설생백의 이름이 설雪이라는데 착안하여 자신의 서재 이름을 '눈을 밟는다'는 뜻의 답설재踏雪齋로 하였다.

라이벌에 대한 콤플렉스로 종국에는 정신병원에 수용되어 자살까지 기도하는 살리에르나, 정쟁에 휘말려 죽마고우마저 전차경기를 빙자해 죽이려던 메살라처럼 비극적 파국을 맞는 경우도 없지 않다. 그러나 섭천사와 설생백은 상대방의 좋은 처방을 볼 때마다 무릎을 치며 탄복하고 칭찬을 아끼지 않았다擊節嘆賞 하니 역시 라이벌 간에도 수준과 반열이 있음을 알게 한다.

한번은 섭천사의 모친이 상한傷寒병을 얻었다. 명의인 섭천사가 친히 처방을 하여 탕약을 올렸으나 별 차도가 없었다. 이 소식을 전해들은 설생백이 제자들 앞에서 이렇게 혼잣말을 했다. "병정病情을 들어보니 환자는 속에 열이 있어裏熱 그러한 병증에는 마땅히 백호탕白虎湯을 써야 하는데, 이는 필시 섭천사가 연로한 자신의 친어머니에게 약성이 준열한 백호탕을 감히 올리지 못하는 게야."

요즘 말로 하면 이른바 VIP증후군이라는 말이다. 아무리 유명한 의사라도 환자가 자신과 너무 친밀한 관계에 있거나, 신분이 너무 높은 사람인 경우 진료에 무의식적인 방해를 받거나 뜻밖의 실수를 하게 되는 경우가 생기는 법이다. 이 말을 전해들은 섭천사가 곰곰히 생각해보니 과연 설생백의 의견이 일리가 있는 것이 아닌가. 즉시 백호탕을 지어 올리니 과연 모친의 병이 호전이 되었다. 이런 일이 있고 난 후 섭천사는 설생백보다 나이가 많은 것도 괘념치 않고 자주 설생백의 집을 직접 방문하여 의리醫理를 가지고 토론하며, 서로 묻고 배우며 존경하는 사이가 되었다고 한다. 지조의 시인 조지훈의 '영원한 맞수, 미더운 동지'라는 표현은 마치 섭천사와 설생백 양인을 두고 한 말 같다.

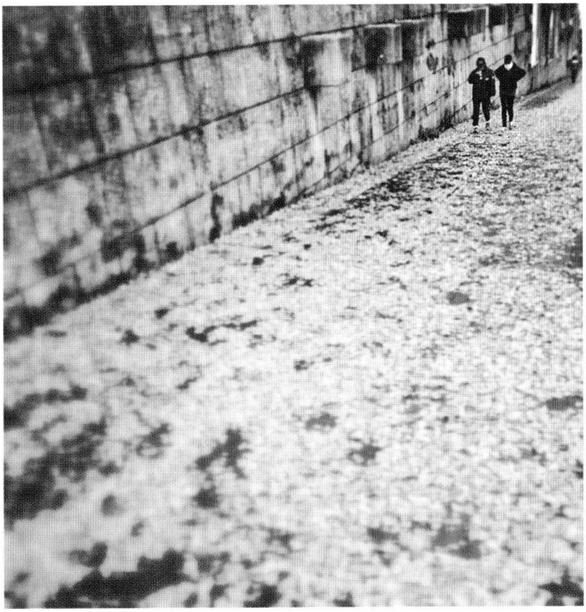

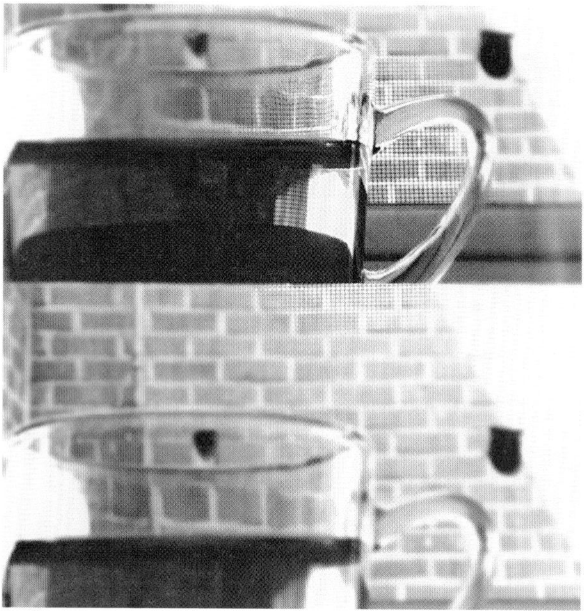

〈아라비안나이트〉에 나오는 신이 내린 정력제 : 공자는 왜 생강을 입에 달고 살았을까?

생강이 임산부나 암환자의 구토에 효과 있다고?

보도에 의하면, 이탈리아 나폴리대학의 프란체스카 보렐리 박사팀은 미국의 〈산부인과학〉 저널에 발표한 연구보고서에서 429명의 입덧여성을 대상으로 한 임상시험에서 생강이 임신초기의 입덧오심 구토 헛구역질 등을 진정시키는 데 효과가 있다고 밝혔다.

미국 미시간대학 종합 암센터 수재크 지크 박사는 10개 의료기관에서 항암치료를 받고 있는 암환자 중 항구토제 투여에도 구토가 진정되지 않는 환자들을 대상으로 생강이 든 캡슐을 복용케 해서 일정한 효과를 거두고 있다고 밝혔다. 덧붙여 생강이 혈관을 확장시켜 몸을 따뜻하게 하는 효과도 있다고도 했다.

생강 받고 왕에게 신고 안 해 탄핵 받은 신하

《논어》論語 향당鄕黨편에는 공자孔子가 "한꺼번에 많이 먹지는 않았지만, 꾸준히 생강을 먹었다"不撤生薑,不多食는 기록이 있다. 주자朱子가 여기에 주석을 달기를 "생강은 정신을 맑게 통하게 하며, 더럽고 나쁜 기운을 없앤다"薑,通神明,去穢惡,故不撤했다.

《조선왕조실록朝鮮王朝實錄》〈태종〉조에는 심종沈悰이란 자가 제 3대 태종이방원의 친형인 회안대군 방간芳幹에게 몰래 생강을 받고 이를 태종에게 아뢰지 않았다가 사헌부의 탄핵을 받는다. 당시 방간은 이른바 "제 2차 왕자의 난"을 일으키기도 했으나 권력투쟁에서 패배, 동생 방원에게 밀려나 역적으로 몰린 상황이었다. 옛말에 반란이든 혁명이든 쿠데타가 성공하면 천하의 충신이요, 실패하면 만고의 역적이 된다成則公侯,敗則賊子고 하지 않았던가.

또 16세기인 조선 〈중종〉조에도 세자가 앞서 말한 공자의 고사를 인용하여 동궁전에 근무하는 관속들을 위로하는 편지를 써서 생강과 함께 하사했다는 기록이 있는 것으로 보아 당시에는 생강이 상당히 값진 선물이었던 것으로 추정된다.

이처럼 조선시대 전기나 중기의 서민들에게는 생강차나 인삼차 같은 고급차는 말할 것도 없고 그냥 차를 마시는 것조차 엄두를 내기가 어려웠다. 그냥 맹물이나 숭늉을 마셨다. 반면에 상류층에서는 인삼차나 작설차를 마셨고, 궁중에서는 비싼 인삼에다 역시 귀한 생강을 귤피와 함께 넣어 마셨는데 이를 어차御茶라 했다. 귤피는 진피陳皮라고도 하며 약재로도 쓰였는데 말 그대로 귤껍질을 말린 것이다. 당시에는 생강이나 귤도 일반 서민들은 언감생심焉敢生心 꿈도 꾸기 힘든 귀한 농산물이었다.

그러나 생강의 경우는 조선후기에 들어와서 일반 서민들에게도 일상적인 식품이 되었던 것으로 추정된다. 조선후기 최고의 통유通儒인 추사秋史 김정희1786~1856 선생은 슬하에 자식이 없었다 한다. 그가 어느 날 평민의 집에 초대를 받아 다녀온 후에 쓴 대련對聯이 이러한 정황을 짐작하게 한다. "좋은 반찬은 두부와 오이 그리고 생강나물이요, 좋은 모임은 부부와 아들 딸 그리고 손자손녀들이 모이는 것이다."大烹豆腐瓜薑菜, 高會夫妻兒女孫

〈아라비안나이트〉에도 나오는 신이 내린 정력제

생강의 원산지는 인도다. 인도 전통의학인 아유르베다는 생강을 "신이 내린 치료제"로서 만병통치약으로 간주한다. 고대 그리스 철학자 피타고라스가 생강을 소화제와 구풍제驅風劑로 언급한 사실이 있고, 〈아라비안나이트〉에는 정력제로 등장한다. 로마시대에는 상류계층에서 식욕을 돋우는 데에도 썼다고 한다.
대체로 기원 전후에 아라비아 상인들이 유럽에 소개했고, 9세기 이후에는 향신료로 쓰이기 시작했는데, 13세기 들어서는 아프리카와 아메리카 대륙까지 급속도로 퍼져나간 것으로 보인다.

기원전 5세기경에 나온 《춘추》春秋에 지금의 중국 사천성 지역에 생강이 많이 난다는 기록이 있고, 《고려사》高麗史에도 생강에 대한 기록이 처음 나오는 것으로 보아 우리나라도 고려시대에 이미 생강이 유통되었던 것 같다. 《중화요리의 문화사》를 지은 장징張競에 따르면, 현대 중국의 요리에서는 대개 육류나 어류 요리의 경우에만 생강을 쓰는 데 비해, 중국 송대에는 데치건, 볶건, 국을 끓이건 간에 거의 모든 채소요리에 생강이 들어갔다고 한다. 타이셔우껑太守羹이라는 국은 가지나 생쌀과 생강을 조금 넣어 비름을 데쳐서 만드는데 역시 생강을 넣었다고 하며, 《적벽부》赤壁賦로 유명한 북송 제일의 시인 소동파가 만들었다는 뚱풔껑東坡羹은 배추나 무, 냉이 등을 끓는 물에 넣고 생쌀과 생강을 약간 넣어서 찐다고 한다.

신장 우루무치 자치구와 생강의 관계?

약재로서의 기록은 《신농본초경》神農本草經에 처음 나온다. 당시에는 생강生薑과 말린 생강, 즉 건강乾薑의 구분이 없이 건강으로만 통칭했고, 《본초경집주》本草經集注에서 구분하기 시작했다. 생강은 사기가 체표에 머문 증세外表證을 치료하며 온갖 사기가 몸 안으로 들어오는 것을 막는데, 그것이 '변방을 굳건하게 지키는' 모습과 유사하다고 해서 지경, 변방을 뜻하는 강畺의 뜻과 동의어로도 쓰인 강彊 혹은 굳세다는 뜻의 강姜이나 자薑를 썼다고 한다. 18세기 후반 청나라 때 새로이 합병되어 '새로운 국경'이란 뜻의 이름을 갖게 된 중국 북서쪽 끝의 신강성新疆省이 바로 이 지경 강疆자를 쓴다.

생강 1g을 씹기만 해도 혈압이 오른다?

생강은 성분의 절반가량이 전분으로 구성되어 있다. 매운 맛을 내는 성분으로는 진저론, 진저롤, 쇼가올 등이 있다. 시트랄, 캄펜 등 40여 종의 방향성분은 소화를 촉진시키는 작용을 한다. 현대적인 약리작용으로는 소화계통에서 위산과 위액의 분비를 조절하는 작용이 있고, 구토를 억제하는 작용도 한다.

항균작용도 있다. 생선회를 먹을 때에 깻잎을 먹는 건 소화촉진의 뜻이지만, 생강을 먹는 것은 소화와 항균을 같이 돌보는 것이다. 생선회의 차가운 기운을 생강의 따뜻한 기운으로 중화시키는 측면도 있다. 일본 홋카이도北海道의 하코다테函館지역에 가면 오징어를 소금에 살짝 절였다가 나중에 생강과 함께 먹는 일식 오징어회가 지역특산물로 유명하다.

정상인이 생강 1g을 삼키지 않고 씹기만 해도, 수축기 혈압이 평균 11.2 mmhg 정도 상승하고, 이완기는 14 mmhg 정도 상승하는 작용이 있다는 실험보고도 있다. 동물 실험을 해보면 운동중추와 호흡중추를 흥분시키는 작용을 한다.

구토를 그치게 하는 성스러운 약嘔家의 聖藥

한의학적으로 생강은 맵고 몸을 따뜻하게 하는 성질을 갖고 있으며 폐와 비장 위장의 3경으로 들어간다. 약성이 맵고 따뜻하니 땀을 내어 체표의 사기를 걷어내는 데 도움이 된다發汗解表. 감기 초기에 몸이 으스스한 게 약간 춥고 떨리고, 맑은 콧물이 나면서 목안이 칼칼한 느낌이 들면 생강을 얇게 슬라이스 형태로 썰어生薑片 끓인 따뜻한 생강차를 꿀에 타서 마시면 도움이 된다. 위장을 비롯한 중초의 소화계통을 덥혀서 상부로 치받아 올라오는 기운을 억누르고 구토를 억제하는 작용도 있어溫中止嘔 구토를 멈추게 하는 데는 성스러울 정도의 힘이 있다하여 "구가의 성약"嘔家聖藥이라고 불린다. 구가는 구토하는 사람을 일컫는다. 폐의 기운이 잘 돌고 폐에 침입한 사기를 몰아내어 기침을 멈추게도 한다溫肺止咳. 또한 몸속에 있는 차갑고 습한 기운을 쳐내기도 하며散寒除濕 반하나 천남성의 독을 풀거나 꽃게의 독을 푸는 작용도 있다.

자기 전에 무를 먹고, 아침엔 생강을 먹어라!

금원사대가金元四大家의 한 사람인 이동원李東垣은 이렇게 말한다.
"자기 전에는 무를 먹고, 아침에 일어나서는 생강을 먹어라는 말이 있다. 이는 생강이 능히 위의 기운을 열고, 무는 소화를 촉진시키기 때문이다."俗言上床蘿葍下

床薑,薑能開胃,蘿菖能消食 생강의 매운맛과 흩어지는 기운이 오미五味를 조화시키고 중초를 데워 위의 기운을 북돋우어 식욕을 증진시키고, 소화흡수를 촉진시킨다고 본 것이다. 또한 생강은 맵고 발산하는 성질이 있으므로 양陽적이고, 대추의 수렴하는 성질은 음陰에 가깝다. 따라서 천지만물의 기가 수렴하는 밤에 생강을 먹는 것은 음양의 이치에 어긋나는 것이다.

우리가 보약을 지을 때에 그야말로 "약방에 감초"처럼 생강과 대추를 조합薑棗組하여 넣는 것은 바로 생강과 대추가 식욕을 증가시키고 소화흡수를 증가시켜서 보약의 효과가 확실해지도록 하기 위함일 뿐 아니라, 음양과 기혈의 조화剛柔相濟를 꾀하는 뜻도 있다.

소모적인 밥그릇 싸움보다 생산적, 합리적인 논쟁을!

우리나라처럼 좁은 땅덩어리에 인구가 1억이 채 되지 않는데도, 인구밀도가 상대적으로 높은 나라는 자연히 생존경쟁이 치열해지기 마련이다. 그런 사회에서는 과학적 논의의 대상을 합리적인 논증을 통해 누구나 납득할 수 있는 결론으로 도출하기보다는, 자파의 당파黨派적 이익에 따른 정치적인 '밥그릇 싸움'으로 변질시켜버리는 예가 허다하다. 1990년대 중반에 있었던 이른바 "한약분쟁"이 대표적인 예이고 한, 양방 간 일원화니 이원화니 하는 소모적인 논쟁 역시 상궤常軌를 일탈하여 밥그릇 싸움의 양태로 진행되고 있음은 주지하는 바다.

어느 한의사가 이렇게 얘기한다고 하자. "아까 말한 이탈리아와 미국 대학의 생강 관련 연구는 가소롭다. 우리 한의학에서는 수천 년간의 사람에 대한 임상경험을 통해 이미 다 알고 있는 사실이다. 우리나라 삼국시대에 해당하는 중국 동한말

년東漢末年에 나온 의성醫聖 장중경張仲景의 《상한론》傷寒論에 양 대학 연구팀의 결과가 다 나와 있다." 그러면 서양의학을 전공한 의사도 발끈하겠지. "무슨 소리! 약성藥性이니, 기미氣味니, 귀경歸經이니 하는 귀신 씨나락 까먹는 듯한 소리 말고 엄밀한 서양과학적인 검증을 받아라." 여기서 동서양 과학의 우열을 논할 생각이나, 황희 정승 식으로 양시양비론兩是兩非論을 펼칠 생각은 추호도 없다. 또 그래서도 아니 된다. 누가 원하든 원치 않든 우리는 동서문명이 만나는 거대한 문명사적 조류의 한복판에 이미 서 있다.

물리학자 하이젠베르크는 이렇게 말한 적이 있다. "인류의 사상사에 있어서, 두 개의 서로 다른 사상조류가 만나는 지점에서 가장 풍요로운 발전이 자주 이루어진다." 한류와 난류가 섞이며 어장漁場이 형성되는 자연스런 현상을 인위적으로 거스를 수 없고, 또 그 조경수역潮境水域 안에서 풍성한 어족魚族이 자생하듯이, 동서문명의 만남의 장 속에서 동서의학의 교류 역시 성숙한 만남이 이루어지고 있다.

이탈리아 보렐리 박사나 미국의 지크 박사의 임상실험은 아마도 동양의학의 생강에 관한 논의를 빌려 착안했지 싶다. 아니라고 해도 상관은 없다. 그들은 자신도 모르는 사이에 동양에 악수를 청한 것이다. 동서고금이 이렇게 자유로운 대화를 시도한 예는 없었다. 유사이래 유례가 없는 이러한 파천황破天荒적 시도가 성숙하게 이루어지고 있다는 것은 얼마나 다행스러운 일인가.

동양의학 전공자들도 제국주의적 침탈의 기세로 몰려오는 서양과학의 거대한 힘에 주눅들어 국수주의적인 피해의식으로 척화비斥和碑를 세워서는 안된다. "너희들의 세계관으로 보는 인체와 우리 언어로 보는 인체가 어떠한지 비교해 보자"는 허심한 자세로 그들이 내민 손을 꽉 잡아주며 화답해야 한다. 굳이 문화 상대주의니 하는 말을 빌리지 않더라도 서양의학자들 역시 타문명에 대한 이해와 관용의 태도가 절실하다. 오동나무 잎새 하나가 떨어지는 걸 보고 천하에 가을이 온 것을 알고一葉落知天下秋, 조그만 연장 하나 바뀌는 걸 보고도 거대한 문명의 변화를 감지할 수 있다 했다. 지금 우리는 생강이라는 일개 약용식물의 뿌리에 관한 논의 하나를 보면서, 수천 년간 독자성을 유지해온 양대 문명 고유의 사유구조가 21세기라는 거대한 용광로 속에서 어떻게 창조적으로 융합되고 있는가를 목도目睹할 수 있다.

우리 말에 벼는 익을수록 고개를 숙인다는 말이 있다면, 중국 속담에는 "생강은 여물수록 맵다"生薑老的辣는 말이 있다. 나이가 들면 경험이 풍부해지고 일을 처리하는 것도 훨씬 노련해진다는 뜻이다. 벼의 겸손함도 좋고, 생강의 원숙함도 좋다. 우리는 자연을 통해 자신의 이기적인 관점이 아니라, 좀더 성숙한 자세로 사물을 대하는 태도를 배워야겠다.

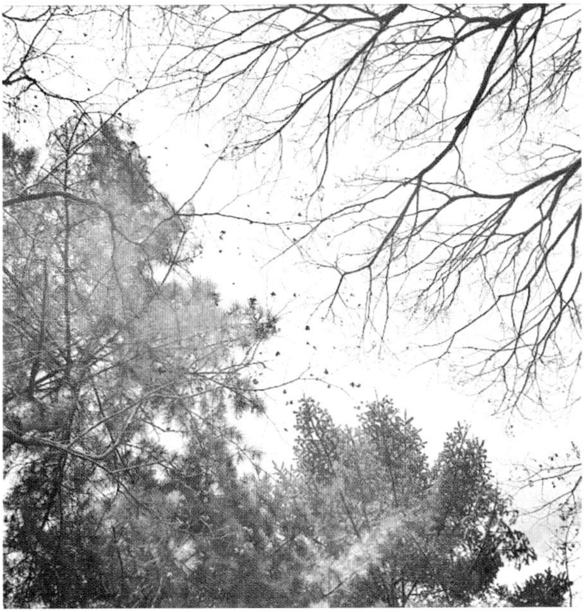

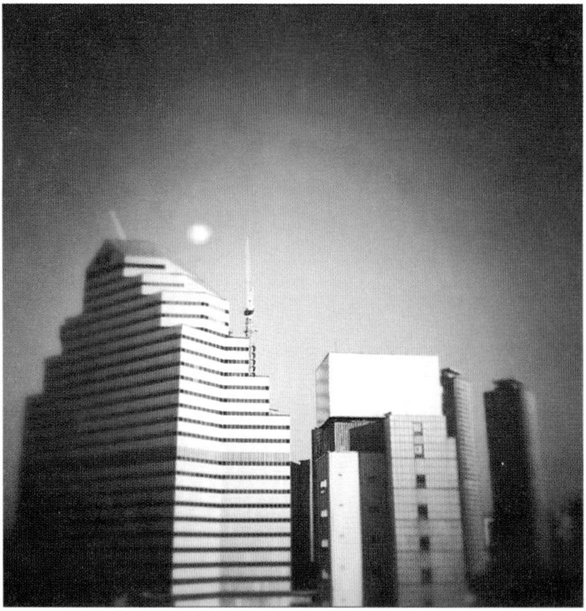

총리!
진통제 안 줘서
먹고살기 힘들다고요? :
한의학자가 본 진통제론의 허와 실

좋은 재상 못될 바에는,
좋은 의사가 되라?

옛말에 "좋은 재상이 되지 못할 바에는, 좋은 의사가 되라"不爲良相, 當爲良醫했다. 중국 송나라 때 유명한 시인이자 정치가인 범중엄范仲淹이 한 말이다. 아마도 정치가의 나라 다스리는治國 것과 의가醫家의 병 고치는治病이 모습이 유사함을 빗대어 한 말 같다. 대부분의 사대부들이 의학을 경시하고 부귀와 명리만을 쫓는 시속時俗에도 불구하고 의술에 밝은 유학자들이 많았는데 이들을 유의儒醫라고 했다. 물론 유의들은 재야에서 활동하며 관직에 나오지 않는 경우가 많았고, 재상의 반열까지 오른 경우 또한 그리 많지는 않았다. 그러나 의술이 고명한 명의를 일러 의료계의 탁월한 재상, 즉 '의림양상'醫林良相이란 말이 흔히 통용될 정도로 정치와 의학을 같이 놓고 얘기하는 경우가 많았다.

조조曹操의 두풍頭風 치료한
전설적 명의 화타華佗

중국에서는 열전儒醫列傳을 내도 될 만큼 유의가 많다. 동한 말년 장사태수長沙太守를 지낸 의성醫聖 장중경張仲景이 대표적이다. 조조의 두풍을 치료한 전설적인 명의 화타 역시 본래는 선비였다. 《천금방》千金方을 지은 손사막孫思邈과 당 태종 이세민의 자손御外孫인 왕도王燾도 있다.

금원사대가金元四大家에 속하는 장자화張子和 주단계朱丹溪 이동원李東垣 등도 대표적인 유의다. 명대에 와서는 일반인들도 대체로 잘 아는 《본초강목》本草綱目의 저자 이시진李時珍이 유명하다. 그는 27년간 8백여 종의 본초서적을 참고하며 어떤 약물은 직접 기르기도 하고 어떤 약물은 시험 삼아 복용하다 약화藥禍를 당하는 등 각고의 노력 끝에 《본초강목》이라는 불세출不世出의 저서를 완성했다.

명청 교체기에는 조선조 방랑시인 김시습을 연상시키는 반청복명反淸復明의 사상가이자 의학자인 부청주傅靑主가 독보적이다. 이후 설생백雪生白 서대춘徐大椿 왕청임王淸任 등이 청대 유의의 맥을 잇고 있다. 만청晩淸 이후 근대에는 동서의학 회통파의 거두 당종해唐宗海가 있고, 한의학을 기본으로 서양의학을 참고한다는 이른바 '충중참서'衷中參西이론을 제창한 장석순張錫純 등 기라성 같은 유의들이 역대로 즐비하다.

광해군 치료한 유의 전유형과, 허준과 함께 《동의보감》 만든 정작

우리나라에서는 조선조 광해군 때 형조참판을 지냈으며, 의술에도 밝아 《오장도》五臟圖를 그리기도 하고 광해군의 진료를 직접 맡기도 했던 전유형全有亨이 대표적인 유의다. 1596년 선조의 명을 받아 양예수楊禮壽, 허준許浚과 더불어 《동의보감》東醫寶鑑을 편찬하는 데 공을 세운 정작鄭碏 또한 유명하다. 김석주金錫胄는 왕실의 외척으로 세도가 대단하여 당쟁의 한복판에 서 있기도 한 인물이다. 현종과 숙종 양대에 걸쳐 궁내에 환자가 생길 때마다 진료에 주도적으로 나섰던 유의로 우의정까지 지냈다.

의사 때려치우고 정치가로 나선
손문과 노신, 그리고 곽말약

"좋은 재상이 되지 못할 바에는, 좋은 의사가 되라"不爲良相, 當爲良醫는 말을 뒤집으면, "좋은 의사가 못될 바에는 차라리 정치를 하라"不爲良醫, 當爲良相고 해야 하나? 의사직을 그만 두고 정치의 길로 들어선 이들도 적지 않다. 민족, 민권, 민생의 삼민주의三民主義을 주창하고, 중화민국 총통을 지내는 등 혁명가로서 파란만장한 일생을 살다간 쑨원孫文. 중국 혁명의 아버지國父로 추앙받는 그는 원래 홍콩의학원을 졸업하고 마카오에서 개업했던 의사였다.

문학혁명의 이념을 주창한 중국 현대문학의 비조鼻祖이자, 〈아큐정전〉阿Q正傳, 〈광인일기〉狂人日記의 저자로 우리에게도 잘 알려진 루쉰魯迅은 일본 세다이 의전에서 3년간 의학을 전공한 의학도였다.

루쉰은 병든 아버지를 간병하다 부친의 절명이유가 우매한 중국전통의학 때문이라고 생각하고, 서양 근대의학을 배우기 위해 일본으로 건너갔다. 그러나 세다이 의전 재학시절 세균학 강의 도중 쉬는 시간에 우연히 시사영화를 보다가 생의 전환점을 맞는다. 러일전쟁의 와중에 무고한 중국동포들이 스파이로 몰려 총살당하는 장면을 현장에서 목도하면서도 마치 강 건너 불구경하듯 수수방관하는 무표정한 중국동포들의 모습을 보고 큰 충격을 받았다. 그는 민중의 몸을 치료하는 것보다는 전근대적인 무지한 정신의 개조가 더욱 시급하다는 것을 깨닫고 정치의 길로 들어선다.

항일문화 투쟁에 앞장섰으며, 중화인민공화국이 성립된 후에는 과학원장, 인민대표대회 상무위 부위원장까지 지낸 역사가요 문학자며, 정치가인 꾸어뭐루어郭沫若 역시 일본 규슈대학 의학부를 졸업했다.

혁명가에서 게릴라로,
39세 불꽃같은 삶 살다간 체 게바라

프랑스령領인 마르티니크 태생의 흑인으로 알제리 독립투쟁을 선도한 사상가이자 혁명가로, 《검은 피부 흰 가면》, 《자기 땅에서 유배당한 자들》 등의 저서로 널리 알려진 프란츠 파농. 36세의 나이로 치열했던 짧은 생애를 마감한 그는 프랑스 리옹 대학에서 정신병리학을 공부한 정신과 의사였다. 부에노스아이레스대학 의학부를 졸업하고, 탄탄대로 같은 보장된 미래를 버렸던 청년의사 체 게바라. 그는 멕시코에서 만난 피델 카스트로 형제와 함께 천신만고 끝에 쿠바혁명정권을 세우는 데 성공한다1959년. 쿠바국립은행 총재, 상공부장관 등을 역임한 그는 이에 안주하지 않는다.

볼리비아로 잠입해 게릴라 부대를 조직하고 반정부 폭력투쟁을 주도하다가 1967년 볼리비아 정부군에 붙잡혀 총살형에 처해진다. 성공한 혁명가에서 기약 없는 게릴라로의 변신이 비극적 파국을 맞은 것이다. 불꽃같은 생이 종말을 고하던 당시 그의 나이는 서른 아홉이었다.

총리! 먹고사는 일보다
더 중요한 일이 어디 있나요?

C정부의 이 아무개 총리가 원래부터 정치 지망생이었는지, 혹은 의사 지망생이었는지는 나는 모른다. 또 여기서 중요한 문제도 아니다. 그러나 그가 얼마 전 C정부 중후반기에 C정부 3년의 공과를 설명하면서 했다는 말은 마치 양상양의론良相良醫論을 연상시키며, 정치에 문외한인 일개 의생醫生의 고개마저 갸우뚱하게 만든다.

그는 시장원리에 입각한 문제 해결보다 정부가 적극 개입하는 단기처방을 '진통제'에 비유하면서 "체질을 강화해야 환자가 건강해질 수 있고 진통제가 떨어지면 환자가 또 아플 수 있다"고 했다. "고통스러운데 의사가 진통제를 주면 좋은데, 절대 진통제를 안 줘 원망했을 것"이라고도 했다. 맞는 말이다.

그러나 정부의 국정 지지도가 낮은 이유를 묻자 "진통제를 주면 올라갈 것"이라면서 "구조조정 과정에서 내수가 침체됐고 수출은 잘 되지만 성장이 낮아져 일자리가 줄고, 그로 인해 먹고 살기 힘들어 지지도도 낮아질 수밖에 없었다"고 말했다 한다.

참으로 해괴한 말이다. 아다시피 진통제는 일시적으로 통증을 경감시키는 대증요법이 아닌가. 질병의 본질적인 치료와는 무관하게 표피적 증상만을 잠시 느끼지 못하게 할 뿐이다. 그런데 일자리가 줄어 먹고 살기 힘들어져서 지지도가 떨어졌는데, 진통제를 주사하면 즉, 정부가 적극 개입하면 지지도가 올라갈 것이란다. 그러나 어쩌랴. 진통제를 주사해 버릇하면 체질을 계속 약화시키기 때문에 진통제는 주사하지 않을 것이라 미리 천명했으니, 진퇴양난이리라 하긴 작은 정부를 부르짖으면서도, 부단히 거대정부로 변신하며 개입하지 않는 곳이 없는 절대주의 시대의 계몽군주 같은 역할을 해온 정부의 치료는 진통제 하나로 연명해 왔다고 해도 과언이 아닐 것이다. 예컨대 대통령 직속위원회만 29개이고 그 외에 각종 명목의 자문위원회, 총리실을 비롯한 각 부처 소속위원회까지 합치면 부지기수不知其數다. 위원회 공화국이란 말이 절대 허언이 아닌 것이다. 게다가 낮은 지지도의 한 원인으로 예의 '홍보 미숙'까지 들고 있다. 하긴 이런 모습은 역대 정권 후반기의 전형적인 풍경이기도 하다.

빵이 아니면 죽음 달라는데,
과자 먹으라던 프랑스의 철부지 왕비

그다지 길지 않은 이 총리의 몇 마디 말은 논리적 허점투성이다. 질병을 치료할 때는 그 병의 경중과 완급을 잘 가려야 하는데, 무엇보다도 그는 문제의 본질이 무엇이고 현상이 무엇인지조차 구분하지 못하는 것 같다. 그에게 먹고 사는 일은 진통제 한 번 놔주면 해결되는 표피적 한 증상일 뿐이다.

아니 세상에 '일자리와 먹고사는 일'보다 본질적으로 더 중요한 일이 어디 있단 말인가. 사마천司馬遷의 《사기》史記에는 이런 말이 있다. "정치가는 백성을 하늘 같이 섬겨야 하는데, 그 백성은 먹을 것을 하늘같이 여긴다."王者以民爲天, 而民以食爲天 백성들에게 가장 중요한 근본은 먹고사는 일이란 뜻이다. 지금의 중국 정부도 이를 잘 아는지 중국에 가면 전국 방방곡곡 도처에 예의 〈민이식위천〉民以食爲天이라는 말이 대문짝보다 더 큰 글씨로 붙어 있는 걸 볼 수 있다.

봉지라면과 컵라면 등 인스턴트라면의 발명자로 유명한 일본 닛신日清식품의 창업자 안도 모모후쿠安藤百福 회장의 경영철학은 '식족세평'食足世平이다. 먹을 것이 풍부하면 세상이 평화롭다는 말인데 그 자신이 직접 창안한 말이라고 한다. 1950년대 중반 자신이 이사장으로 있던 신용조합이 파산하는 바람에 완전히 빈털털이가 된 경험이 라면개발의 계기가 되었다고 하니 그의 경영철학은 탁상공론에서 출발한 것이 아님은 분명해 보인다.

'먹고사는 일'이 마치 아무것도 아닌 하찮은 짓거리에 불과한 듯한 인상을 주는 이 총리의 번지수를 잘못 찾은 발언은, 마치 프랑스 대혁명 당시 파탄 난 민생고를 견디다 못해 들고 일어난 민중들이 "우리에게 빵이 아니면 죽음을 달라"고 했을 때 "

빵이 없으면 과자를 먹으면 될 걸 왜 저러지?"라고 했다던, 베르사유의 철없는(?) 왕비 마리 앙투아네트의 발언을 연상시킨다면 너무 방자放恣한 발언일까.

"남이 고치지 못하는 병을 고쳐야"治好了別人治不好的病 진짜 명의가 되는 법이다. 작은 감기나 살짝 체한 것小感小滯 하나도 못 고치고 쩔쩔매거나, 하물며 병의 근원이 어디에 있는지도 모르고 진통제나 항생제를 남발하거나, "머리가 아프면 머리 아픈 약을 쓰고, 다리가 아프면 다리 아픈 약을 쓰는"頭痛醫頭,脚痛醫脚 미봉책만 반복하는 그런 의사가 명의일 리 없다.

명필이 붓을 가리지 않듯,
명의는 처방으로 승부한다

요즘처럼 똑똑한 환자가 많아 의사들이 피곤한 적도 없었다. 요즘 사람들이 어떤 사람들인가. 훌륭한 의사는 홍보를 아니 해도 환자가 불원천리不遠千里하고 자래自來한다. 명의가 어디 홍보를 잘한다고 명의가 되던가. 환자를 잘 보는 명의는 목이 좋지 않은 골목길이나 한적한 교외에 자리 잡고 있어도 항상 붐비는 법이다.

명필이 붓을 가리지 않듯이善書不擇紙筆, 명의 또한 남 탓을 하거나 중언부언 말로 환자를 치료하는 것이 아니고 심사숙고한 처방과 그에 따른 치료결과로 보여주는 법이다.

"내가 보기에 주변의 나처럼 못난 좀팽이들은 안보도 원하고 통일도 원하고, 주권수호도 원하고 평화도 원한다. 좋다는 것을 다 원하는 것이다. 그리고 무엇보다도 먹고 사는 일이 좀더 수월해지기를 원한다. 정치하는 사람들이 헛소리해대듯이 어느 한쪽 편이 아니라는 말이다"라고 말한 사람은 소설 〈칼의 노래〉의 작가 김훈이다.

이 총리에게 내가 부탁하고 싶은 말은 이미 자명하다. 표본標本의 구별부터 제대로 해달라는 것이다. 진단이 그른데 어찌 올바른 치료가 이루어지겠는가. 의생의 처방은 환자 일인의 건강을 좌우하는 데서 그칠지 몰라도, 정치가의 처방은 만인의 건강과 일국의 존망存亡까지 좌우할 수 있다. 그래서 당송 8대가唐宋八大家의 한 사람인 구양수歐陽脩는 "백성 다스리는 것을 의사가 환자 치료하듯이 하라"治民如治病했던 것이다.

나라를 다스리는 것은 말이 많은 데 있지 않고, 어떻게 좋은 정책을 힘써 실행할 것인가를 연구하는 데 있다고 했다爲治不在多言, 顧力行何如耳. 명의가 말이 아니라 제대로 된 처방으로 승부하듯이, 명재상이라면 모름지기 말이 아니라 정책으로 승부하는 진중함을 보여줄 일이다.

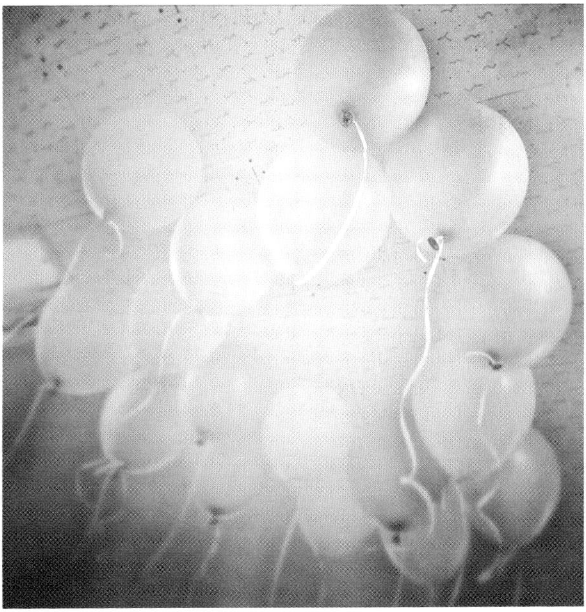

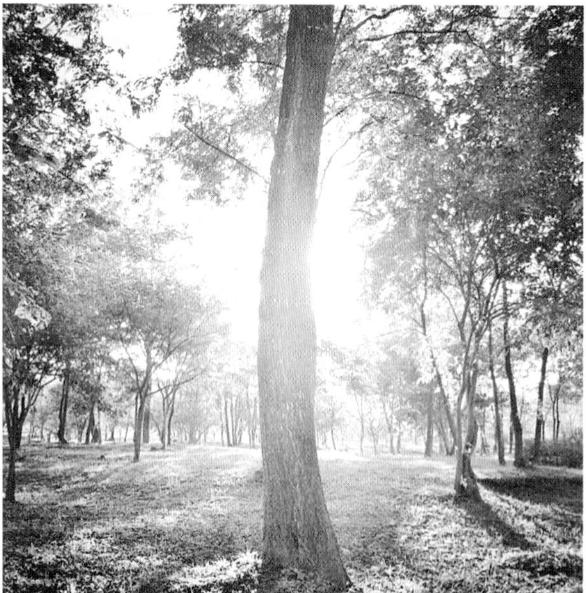

화살 박힌 나무에서 흘러 나온 생명의 물, 고로쇠 수액

지리산 뱀사골과 화개장터에서 열린 고로쇠 약수제

“우수 경칩이 지나면 대동강 물도 풀린다”는 속담이 있다. 우수雨水란 말 그대로 얼음을 녹이는 비가 내린다고 붙여진 이름이다. 경칩은 놀랄 경驚에 개구리 칩蟄자이니, 얼음이 녹아 깨지는 소리에 겨울잠을 자던 개구리를 비롯한 각종 동물들이 놀라서 튀어나온다 해서 붙여진 이름임은 많은 사람들이 아는 대로이다.

해마다 경칩이 되면 지리산 뱀사골과 화개장터에서는 고로쇠 약수제가 열린다. 고로쇠는 단풍나무과에 속하는 낙엽 활엽교목의 일종이다. 우리나라 전역에 산재해 있어 흔히 볼 수 있다. 공해가 적고 산이 깊은 남도, 특히 지리산과 백운산 일대에서 나는 고로쇠나무의 수액을 으뜸으로 친다. 고로쇠 수액을 채취하는 시기가 경칩을 전후해 시작해서 청명을 지나 곡우 때까지니 이때가 고로쇠 수액을 마시기에 최적기라고 할 수 있다.

우리가 잘 아는 시인 도연명이 그의 시 《귀거래사》歸去來辭에서 “초목은 나날이 싱싱하게 무성해져 가고, 꽁꽁 얼었던 샘물도 녹아서 졸졸졸 흐르기 시작한다”木欣欣以向榮,泉涓涓而始流고 한 바로 그런 때이다.

암세포 직접 죽이는 NK면역세포 활성화시키기도

원래 지리산 자락의 남도사람들은 고로쇠 수액을 마실 때, 토종닭이나 흑염소를 잡아 가족이나 친구들끼리 소금구이를 해먹으며 마신다. 짠맛을 희석시키기 위해 상당히 많은 양을 들이키게 되는데 그 물이 맛도 있거니와 여러 명이 둘러앉아 부른 배를 두드려가며 마시는 재미 또한 쏠쏠하여 기억에 남는 낭만적인 연례행사의 하나다.

세월의 흐름을 반영하듯 요즘에는 아예 찜질방에 들어앉아 땀을 뻘뻘 흘리며 두주불사斗酒不辭하듯 마시거나 냉장고에 보관해놓고 일주일 이상 계속 마시기도 하는 모양이다. 고로쇠 수액은 반투명의 약간 단맛을 가진 약알카리성의 무공해 음료수다. 당분의 일종인 자당이 들어있어 단맛이 난다. 서울대 농업생명과학대학의 연구에 의하면 칼슘, 칼륨, 나트륨, 마그네슘 등의 미네랄 성분이 일반 물보다 7배에서 15배나 많다고 한다.

항간에는 이 고로쇠 수액이 피로회복 효능에, 이뇨효과, 변비해소를 통한 노폐물 제거 효과는 물론이고 신경통 산후통에까지 효험이 있는 만병통치약처럼 간주되는 모양이다. 그러나 거개의 민간속설이 과장되게 마련이듯 약효가 아직 과학적으로 온전히 입증된 것은 없다.

다만 실험보고에 따르면 고로쇠 수액을 쥐에게 3주간 먹인 후에 NK세포의 활성도를 조사했더니, 수액을 투여하지 않은 집단에 비해 활성도가 2~3배 높게 나왔다고 한다. 이 역시 동물실험이지 인체 임상실험의 결과는 아니다. NK세포는 골수에서 생성되어 암세포를 직접 파괴하는 면역세포의 일종이다.

뼈를 이롭게 해준다는 생명의 물, 골리수骨利水

고구려·신라·백제가 중원을 두고 쟁패爭覇하던 삼국시대, 신라와 백제의 병사들이 지리산 자락에서 전투를 벌인 적이 있었다. 이들은 전투 중에 목이 말라 샘물을 찾았으나 찾지 못했는데, 마침 화살이 박힌 나무에서 수액이 흘러나오는 것을 발견하고 이를 마시고 해갈했다는 전설이 전해온다. 화살이 박힌 이 나무가 고로쇠였음은 물론이다.

통일신라시대 《도선비기》道詵秘記를 지었고, 우리나라 풍수지리설의 원조로서 선종禪宗의 고승으로 추앙받는 이가 도선국사道詵國師다. 그가 전라남도 광양에 있는 옥룡사에서 용맹정진勇猛精進하는 수행 끝에 마침내 득도하여 일어서려는데 무릎이 펴지질 않았다.

나뭇가지를 잡고 일어서는데 그 가지가 부러진 자리에서 물이 나와 그걸 마시고 무릎이 펴지고 원기도 회복되었다고 한다. 이때부터 고로쇠 수액이 관절을 부드럽게하고 뼈를 이롭게 한다 하여 골리수라고 했다는 전설도 있다.

몸을 뒤틀며曲 대지를 뚫고 올라오는直 나무의 생명력

우수 경칩을 지나 겨우내 얼었던 땅이 풀리면서 그 땅에 새싹이 돋고 시냇물이 다시 흐른다. 나뭇가지에도 물이 오르면서 파릇파릇한 새순이 돋기 시작한다. 천지간에 만물이 소생蘇生하는 새봄이 돌아온 것이다.

사서삼경의 하나인 《서경》書經으로 더 잘 알려진 《상서》尙書의 〈홍범〉洪範편은 오행학설의 문헌적인 효시이다. 그곳에 “목왈곡직”木曰曲直이라는 말이 나온다. 오행학설에서는 목木·화火·토土·금金·수水의 오행을 각각 봄·여름·사계절·가을·겨울에 배속시켜 생각한다. 목木은 원초적으로 나무의 이미지를 끌어다 쓴 것이다. 나무라고 하는 식물 그 자체가 아니라, 봄에 나무가 용틀임을 하듯이 몸을 뒤틀며曲 꽁꽁 얼었다가 풀린 대지를 뚫고 위로 치솟아 올라오는直 왕성한 생명력을 표상한 것이다. 그래서 “나무는 곡직”曲直이라고 표현한 것이다.

굳이 일상에서 유사한 비유를 찾자면, 두꺼운 목판을 손으로 송곳을 사용하여 뚫는 형상이 직直의 모습이라면, 홈이 패인 전기 드릴이 회전하며曲=旋 뚫는直=伸 형상은 목왈곡직木曰曲直의 모습에 해당한다 하겠다.

한의학에서는 생장발육生長發育을 담당하고 위로 쭉쭉 뻗어 올라가는 성질인 승발지기昇發之氣를 가진 목木의 이러한 상징을 확대 해석하여 오장 중의 하나인 간肝을 목木에 배속하기도 한다. 동일한 원리로 ‘목화토금수’는 각각 간심비폐신肝心脾肺腎에 배당되는데 이에 대해서는 다음 기회에 논하기로 한다.

땅속 깊은 곳에서 편 태고의 샘물이 나무 타고 하늘로 올라간다

적절하게도 영어에서 봄은 용수철을 뜻하는 스프링spring이다. 봄은 탄력을 받은 용수철같이 힘차게 튀어 오르는 생명의 계절이다. 봄을 맞아 하늘을 향해 솟아 오르는 나무의 수액樹液은 생명력 그 자체를 의미한다. 우리가 일상에서 자주 쓰는 “나무에 물이 오른다”는 표현은 적확하게 바로 이때를 두고 이르는 말이다.

신화의 세계에서 나무는 우리 눈에 드러난 세계를 상징한다. 돌이 정적인 세계를 상징한다면 역동적인 생명의 상징이 바로 나무다. 신화학神話學에는 '생명의 나무'라는 개념이 있다. 나무는 우주를 길러주고 보호하고 지지해주는 태모太母다. 뿌리를 통해서 대지모大地母, Earth Mother인 땅 속 깊숙한 태고적 샘물에서 끌어올린 생명수를, 가지를 통해 영원의 세계인 하늘까지 갖고 올라간다.

고로쇠 수액을 먹고 영원한 생명을 얻는다?

우주적인 순환과 재생의 상징이요, 원초적인 완전성을 상징하는 생명의 나무. 그것도 생명의 계절인 봄에 바로 그 생명의 나무에서 나오는 수액樹液,Sap이 생명력의 상징이요, 강인함과 넘치는 활력의 표상임은 말할 나위가 없다. 더 나아가 이 수액은 생명의 상징인 피와 동일한 상징성을 갖는다고 한다.

생명의 나무라는 관념에서 배태된 나무숭배의 신앙, 또 그 생명의 나무에서 나오는 과실이나 수액을 마시면 영생을 얻는다는 신앙과 풍속은 동서고금을 막론하고 세계 도처에서 공통적으로 발견된다. 도교에서는 서방정토에서 자라는 불사의 복숭아를 먹으면 영생을 얻는다고 믿었다. 고대 이집트에서는 생명의 나무를 통해 음식물을 공급해주는 모신母神을 그린 그림이 발견되기도 한다. 인도의 보리수나무, 중국의 뽕나무나 이집트의 무화과나무 역시 마찬가지다. 아담과 하와가 따먹고 에덴동산에서 추방당했던 금단의 열매가 열린 나무 또한 역설적이게도 생명의 나무였다.

신성한 종교적 행위가,
지금은 웰빙시대의 건강식健康食으로…

우리 조상들이 고로쇠 수액을 먹는 행위 역시 본질적으로 이와 동일한 맥락이었다. 지역에 따라 수목의 종류가 다를 뿐이다. 주로 고로쇠 나무의 수액을 먹었지만 박달나무나 단풍나무, 호깨나무, 거제수나무 등의 수액을 먹는 지역도 있다.

그 옛날 우리 조상들은 고로쇠나무에서 나오는 수액을 먹을 때도 목욕재계하고 정한수를 떠놓고 기도하는 마음가짐으로 먹었던 것이다. 물론 오늘날 우리가 고로쇠 수액을 마실 때에 이런 엄숙한 자세로 마시지 않는다고 탓하려는 의도는 아니다. 다만 가벼운 마음으로 건강을 챙기기 위해 수액을 들이켤 때도 그 속에 담긴 경건성만은 기억해 주었으면 하는 바람이다.

노자老子 왈
"흐르는 물은 서로 다투지 않나니…"

노자老子 《도덕경》道德經 8장에 "상선약수上善若水"라는 말이 있다上善若水, 水善利萬物而不爭, 處衆人之所惡, 故幾於道. 사람이 살아가는 데 있어 최고의 덕목은 물의 성질과 비슷하니 물을 본받으라는 뜻이지 싶다. 물은 천하 만물에 생기生氣를 불어 넣어 이롭게 한다. 그러나 서로 자신이 잘났다고, 자신이 공이 있다고 다투지 않는다. 또 물은 대개의 사람들처럼 높은 자리를 바라지 않고 낮은 곳으로 흐르기를 좋아한다. 그렇게 물은 한없이 자꾸만 낮은 곳으로 흐르다가 종국에는 가장 큰 존재인 바다가 되는 역설을 우리의 노자 선생님은 이야기하고 있다.

성경에 보면 예수는 '야곱의 우물'이라 불리는 곳에서 사마리아 여인에게 이런 말을 한다. "이 물을 마시는 자마다 다시 목마르려니와 내가 주는 물을 마시는 자는 영원히 목마르지 아니하리라"〈요한복음〉4:13~14. 생명의 물 사상은 우리 몸에만 해당하는 것이 아니라 우리 영혼에 생명을 불어넣어 주는 것으로도 비유되는 것이다.

안셀름 그륀은 이에 대해 "예수께서는 우리의 가장 깊은 갈망인 생명에 대한 갈망, 용솟음치는 생명에 대한 갈망을 채우신다.…그분은 우리에게 치유하고 생기를 북돋우는 물이 되신다. 그러면 그분은 우리가 가끔 아주 멀리했던 생명수의 내적 샘을 어루만지시어, 우리 영혼에 물이 솟아오르게 하신다"면서 "우리가 이런 내적 샘에서 물을 마신다면, 우리는 결코 목마르지 않을 것이다. 우리는 공허하지도 않을 것이고 지치지도 않을 것이다"라고 말한다.

옛말에 "똑같은 물도 소가 마시면 우유를 만들어 내지만 독사가 마시면 독을 만든다" 했다. 그 물의 과학적인 성분이 어떠하며 무슨 약효가 있는지 알고 마시는 것도 좋지만, 그보다는 고로쇠 수액 한 모금을 마시면서도, 흐르는 물의 겸손함을 상기할 줄 아는 여유를 갖는다면 그 물이야말로 진정으로 생명의 물이요 생명의 피가 되지 않겠는가. 물이라는 물리적인 실체의 마심이라는 차원을 넘어 그야말로 내 영혼의 목마름을 해갈시켜줄 치유와 생기의 생명수를 찾아나서는 겸손한 마음자세가 더 중요하지 싶다.

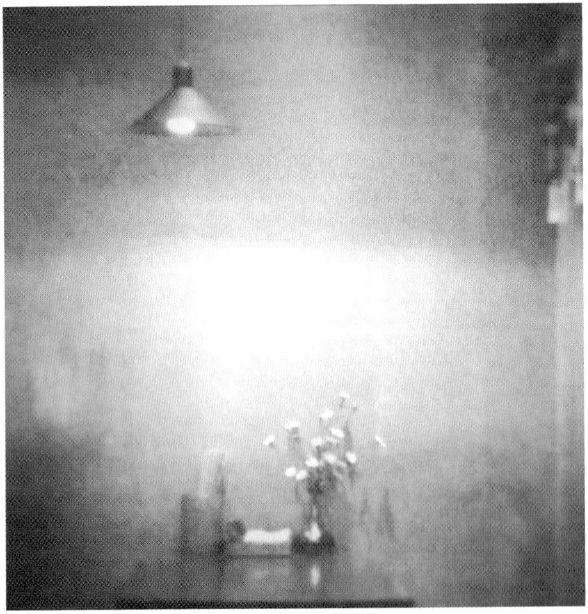

말안장 위에서 샤브샤브 만든 칭기즈칸과, 청국장 만든 광개토대왕 : 김치와 청국장 합치면 세계 2대 건강식품

아니 우리나라 청국장이 빠진대서야 말이 되나?

얼마 전에 학생들과 미국 국립 암연구소에서 나온 항암식품 리스트를 놓고 토론을 한 적이 있다. 한 학생이 자료 속에 나온 마늘, 콩, 생강, 당근 등 항암효과가 있는 식품 이름을 거명하노라니, 다른 학생이 반문한다. "그거 우리나라 김치에 들어가는 재료들 모아 놓은 거 아닌가요?" 김장 김치뿐만 아니라 우리가 상식하는 여러 종류의 김치까지 포함한다면 그 학생의 직관적인 문제제기가 상당히 일리가 있다.

신문보도에 의하면 미국 건강전문 월간지 〈헬스〉는 우리나라의 김치와 아울러 올리브유와 요구르트, 일본 콩, 인도 렌틸 콩을 세계 5대 건강식품으로 뽑았다고 한다. 세계적으로 창궐하던 사스SARS가 유독 우리나라만 비켜간 원인이 김치 때문이라며, 김치가 한류韓流식품의 하나로 우대받고 있을 정도니 5대 식품에 선정된 것도 충분히 수긍이 간다. 또 한편으로 김치가 선정되고 일본 콩 인도 콩이 뽑혔는데 "우리나라 청국장이 빠진대서야 말이 되나?"하는 생각이 든다. 아마도 청국장에 대한 홍보가 덜 된 탓이리라. 가루나 환丸 등 다양한 형태로 나오고 있지만 특유의 고약한(?) 냄새 때문에 우리나라 사람들 중에도 아직까지 청국장을 멀리하는 사람들이 적지 않은 것을 감안하면 역시 이해가 간다.

목기木氣가 세면 두주불사斗酒不辭해도 간이 멀쩡하고, 금기金氣 약하면 일생 담배 한번 안 피운 사람이 폐암에 걸리기도

동서고금을 막론하고 사람들의 행동양식은 많은 문화적인 다양성에도 불구하고 본질적으로 동일한 양태를 띠는 경우가 많다. 〈콩쥐팥쥐〉와 〈신데렐라〉 설화가 대표적이다. 두 설화 간의 놀라울 정도의 유사성 때문에 문화적인 전래傳來를 주장하는 사람도 있지만, 시공을 초월한 사람들의 무의식의 본질적 동일성에서 기인한다고 보는 편이 옳을 것이다. 칼 융의 표현을 빌리자면 보편적 집단무의식 Collective Unconsciousness의 발로이다.

반면에 많은 다양성은 당연하게도 다름相異性에서 출발한다. 한의학에서는 똑같이 술을 마셔도 오장육부 중에 상대적으로 취약한 장부가 병사의 침입을 더 잘 받는다고 본다. 음주의 양이나 습관이 유사한데도 어떤 사람은 간이 취약해서 금방 지방간, 간경화, 간암으로 발전하는가 하면, 다른 이는 알코올 중독에 가까울 정도로 말술을 마셔도 간 관련 수치는 지극히 정상인 반면, 다른 장부가 손상을 입는 경우도 흔하다. 오행상 간은 목木에 해당하는데 목의 기운木氣이 강한 사람이 후자에 해당한다고 본다.

폐는 오행상 금金에 배속되는데 금의 기운이 센 사람은 수십 년을 하루 몇 갑씩의 담배를 피워도 폐와 관련된 병변病變이 없는 반면, 금기金氣가 약한 사람은 일생 담배 연기 한 모금 빨아본 적이 없는데도 폐암에 걸리는 경우도 있다. 미국 텍사스주 휴스턴시의 앤더슨암센터 크리스토퍼 아모스 박사 등 3개 연구팀이 〈네이처〉지와 〈네이처 제네틱스〉지에 발표한 논문도 이러한 결과를 방증한다. 폐암의 발병위험을 높이는 유전인자를 발견했다는 것이다.

우리는 흡연이 폐암을 유발한다는 속설을 별다른 의심없이 수용한다. 그러나 실제 흡연자 가운데 단 15%만이 폐암에 걸린다는 사실을 설명할 근거가 없었다. 그런데 이들 연구진이 유럽계 백인 3만 5천 명의 유전자 정보를 분석한 결과 15번 염색체에 있는 3종의 니코틴 수용체의 유전자 변이형을 가진 이들은 담배에 쉽게 중독되고 폐암에 걸릴 위험도 높다는 것이다. 이들이 바로 금기金氣가 약한 사람에 해당할 것이다.

폐암과 흡연과의 상관관계가 있다고 해서 그것을 바로 인과관계로 확대 해석하면 곤란하다. 나는 비흡연자이고 건물 내 흡연금지에 이어 공공장소에서의 흡연까지 전면금지시키는 것도 찬성하지만, 그 금지사유가 건강상의 문제 때문이라는 설명은 납득할 수 없다. 가련한 한국의 흡연자들이여! 어쩌다가 비싼 세금 내고도 눈치 보며 담배를 피우는 지경에 이르렀단 말인가.

칭기즈칸은 말안장에서 샤브샤브 만들고, 광개토대왕은 청국장 만들었다?

기마병 중심의 탁월한 기동력으로 세계를 제패한 칭기즈칸 군대는 말안장 밑에 얇게 저민 양고기를 가지고 다녔다고 한다. 식사 때가 되면 들고 다니던 방패에 물을 붓고 주변에서 구해온 마른 풀잎이나 말똥에 불을 붙여 끓인 물에다가 말안장에서 꺼낸 양고기를 살짝 익혀 먹었다. 오늘 날 샤브샤브로 알려진 요리의 기원이다.

러시아 소수민족의 하나인 타타르족은 원래 13세기 몽골 서정군西征軍을 따라온 투르크족의 자손과 불가리아·핀·카자흐인 등의 사이에서 태어난 혼혈인이라 한다. 그런데 이 타타르족이 날고기를 말의 안장 밑에 깔고 다니면서 연하게 한 뒤

조미료를 쳐서 우리나라의 육회肉膾처럼 날로 먹었다고 한다. 이를 타타르 스테이크라 하는데, 그냥 날것을 그대로 먹느냐, 끓는 물에 익혀 먹느냐의 차이는 있지만 타타르족 역시 어쨌든 몽골 칭기즈칸 군대와 관련이 있으므로 샤브샤브나 타타르 스테이크나 기원은 같다 하겠다.

샤브샤브 요리를 중국인들은 우리나라 신선로와 유사한 뜻을 가진 후어구어火鍋라고도 부르며, 수안양러우涮羊肉라고도 한다. 중국어 수안shuan涮이 살짝 담근다는 뜻이고, 일본어 샤브샤브しゃぶ-しゃぶ 역시 첨벙첨벙하는 물소리를 흉내 낸 의성어가 뭔가를 살짝 담그는 모습을 형용하는 의태어로 발전하고 요리 이름으로 정착한 경우다.

건진 국수나 식은 밥 따위에 뜨거운 국물을 붓거나 따라서 국수나 밥을 데우는 일을 '토렴'이라 한다. 어떤 이는 우리나라 삼국시대 때의 쇠로 된 투구에 물을 끓여 야채나 고기를 익혀 먹거나 밥을 데워 먹던 이 토렴법이 고려시대 몽골 병사들에게 전해져 수안양러우가 되고, 몽골의 세력 확장으로 오늘날 스위스의 퐁듀 요리에까지 흔적을 남겼으며, 일본의 샤브샤브 역시 임진왜란 때 일본으로 전해졌다는 한국 기원론을 펼치기도 한다.

중원의 통일까지 꿈꾸며 광활한 영토를 자랑하던 고구려와 발해시대의 우리 선조들은 말안장 밑에 삶은 콩을 넣고 다니며 꺼내 먹었다고 한다. 말의 체온에 의해 삶은 콩이 자연스레 발효되는데 그것이 오늘날 우리나라 청국장의 시초라고 한다. 똑같이 말을 타고 다니는 정복자의 삶을 살아도, 칭기즈칸의 군대가 말안장에서 샤브샤브를 만들었다면, 광개토대왕의 군대는 청국장을 만들어낸 형국이라 하겠다.

청국장은 삼국시대부터 조선조까지 왕가의 특별 하사품이었다

고려시대에 나온 김부식의 《삼국사기》三國史記에도 기록이 있고, 조선시대 홍만선의 《산림경제》山林經濟에는 청국장을 담그는 방법이 실려 있다. 한자로는 시豉라고 하는데 삼국시대 때부터 귀족층의 단골 폐백 품목이었고, 《조선왕조실록》에도 신하들에게 내리는 임금의 하사품으로 혹은 외국에 보내는 귀중품 목록에 빠지지 않고 등장한다.

일본에서는 청국장을 낫또納豆라고 한다. 일식집에 가면 마山藥를 잘게 썰거나 죽처럼 으깬 위에다 이 낫또를 소스처럼 얹어주는 경우도 있다. 태국이나 인도, 네팔, 인도네시아 등에서도 우리와 유사한 청국장이 있다고 한다.

굴원의 시, 사마천의 사기에 나오는 중국 청국장, 두시豆豉

중국에서는 청국장을 두시豆豉라고 한다. 일찍부터 음식으로뿐만 아니라 한약재로 활용해왔다. 두시는 제작방법에 따라 건두시乾豆豉와 습두시濕豆豉, 수두시水豆豉로 나누고, 맛에 따라 담두시淡豆豉, 염두시鹹豆豉, 첨두시甛豆豉, 향두시香豆豉, 취두시臭豆豉 등으로 나눈다. 그 외에도 기준에 따라 다양한 종류의 두시가 있고, 또 만들어질 수 있음은 물론이다.

중국 문헌에 두시가 처음 나오는 것은 춘추전국시대 초나라의 마지막 충신이자 시인이었던 굴원屈原이 지은 《초사》楚辭 〈초혼〉招魂편이다. 사마천의 《사기》史記 〈화식열전〉貨殖列傳편에도 두시에 대한 기록이 있다. 당나라의 유명한 시인 피일휴皮日休의 시구에도 등장하며, 진대晋代 장화張華가 지은 《박물지》博物志에는 두시의 제작방법이 기재되

어 있는 것으로 보아 중국에서 청국장의 시작은 기원전까지 거슬러 올라간다. 지금도 중국에서는 쓰촨四川성 지역을 비롯한 경향 각지에서 각종 재료를 배합하여 만든 다양한 종류의 두시가 중국 인민들의 사랑을 받고 있다. 일본의 미소みそ된장도 우리나라의 메주라는 말이 변하여 된 사실이 입증하듯 한국이 비록 대두문화권大豆文化圈의 종주국이라고는 하나, 애석하게도 기원후인 고구려 때 시작된 연륜을 가지고 청국장의 한국 원조설을 주장하기에는 미흡하지 않나 싶다.

"다섯 가지 맛을 조화시키는 작용이 있어 기꺼이 좋아할 만하다"

여러 종류의 두시 중에서 한약재로 쓰이는 것은 담두시淡豆豉다. 《본초회언》本草滙言에 처음으로 수록되었다. 두시의 시는 메주 시豉자로 좋아할 기嗜자와 통용한다. 두시가 오미五味를 조화하는 기능이 있어 기꺼이 좋아할 만하다고 하여 붙여진 이름이다. 담두시는 감기 초기에 오한, 발열, 두통이 있고 콧물이 나는데 땀이 잘 나지 않을 때 체표에 쌓인 사기를 땀을 내어 몰아내는 작용을 한다發汗解表. 흉격에 열이 울체되어 가슴이 답답하면서 불면증에 시달릴 때 이러한 울화鬱火를 해소하기도宣鬱除煩 한다. 위에 열이 있어 속이 더부룩하고 신물이나 신트림이 나고 소화가 잘 안 되면서 대변이 고르지 못할 때 기를 소통和胃消食 시킨다. 복통을 동반한 습열성 이질에도 쓴다淸熱止痢. 그 외에 임산부의 태를 안정시키거나安胎 식중독에 걸렸을 때 해독제로도 쓴다.

담백할 담淡자를 쓴 데서 알 수 있듯이 짜지 않고, 신맛을 제외한 맵고 쓰고 단맛을 모두 갖고 있다. 성질은 차다. 따라서 몸에 열이 없는 사람이 약재로 장복長服해서는 아니 된다.

우리나라 청국장은 '밭에서 나온 쇠고기'로 만든 탁월한 항암제이자 항산화제

우리나라에는 몇 년 전부터 불어닥친 거센 웰빙 바람의 선두에 청국장이 서 있다고 할 수 있다. 신문이나 방송에 어떤 채소나 약재가 좋다고 하면 다음날 야채시장이나 약재시장에서 그 물품이 품귀사태가 나는 코미디 같은 일이 비일비재한 우리나라 현실을 고려할 때, 청국장 바람이 무조건 좋은 것만은 아니다. 동일한 약재나 야채라 할지라도 어떤 때는 약이 되고 어떤 때는 식품이 되는 법이다.

그래도 매일매일 밥상에 올라와도 대체로 무난한 식품 중의 하나가 청국장이 아닐까 싶다. 요즘 많은 이들이 청국장의 연구와 상품화에 매달려 있고 밝혀진 연구성과도 적지 않다. 옛날부터 '밭에서 나는 쇠고기'라는 별명을 가진 콩을 원료로 만들어진 청국장은 단백질과 탄수화물, 지방의 3대 영양소를 모두 갖춘 매우 탁월한 건강식품이다.

청국장은 어지간한 약품보다 뛰어난 강력한 항산화제, 항암제로 작용하여 우리 몸 전체의 면역체계를 지키고 노화를 지연시킨다. 청국장의 단백질에서 만들어지는 아미노산에는 인체가 자체 합성하지 못하고 식품을 통해서만 흡수할 수 있는 8가지 필수 아미노산을 포함한 다양한 아미노산이 들어있다.

청국장 속의 지방은 대부분 불포화 지방산으로 소화흡수가 용이해 혈관을 막지 않는다. 오히려 과도하게 축적된 지방을 녹이는 역할을 하며 특히 우리가 음식을 통해 꼭 섭취해야 할 리놀레산 등의 필수지방산도 포함되어 있다. 또한 청국장은 비타민 B_1, B_2, B_3, B_6, B_{12}를 비롯해 판토텐산, 엽산 등 다양한 비타민을 섭취할 수 있는 비타민의 보고寶庫라 할 수 있다. 청국장의 피로회복과 면역력 강화 효과는 여기에서 나온다. 미네랄도 타의 추종을 불허한다. 청국장에는 칼슘, 철, 마그네슘, 인, 아연, 구리, 망간, 칼륨, 셀레늄 등 미네랄이 다른 음식보다 훨씬 많이 함유되어 있어 뼈를 튼튼하게 하고 각종 질병을 예방하는 효과가 있다. 청국장은 바실러스균이 콩을 발효시킴으로써 만들어진다. 당연히 청국장 속에는 다양한 유산균들이 들어있다. 이 바실러스균은 단백질 흡수율을 높일 뿐 아니라, 인체에 흡수되어 대장으로 들어가면 강력한 정장整腸 작용을 한다. 대장 안에서 인체에 유익한 유산균의 성장을 촉진하고 해로운 균은 억제시키는 효과가 있다이상 우리나라 청국장의 효능은 홍영재 박사의 《청국장 100세 건강법》과 김한복 교수의 《청국장 다이어트 & 건강법》을 주로 참고함.

요즘은 한약도 특이한 추출방식으로 달이고 증류하여 쥬스처럼 만들어 내는 세상

피자나 햄버거를 먹으면 콜라도 같이 따라 들어오는 법이다. 피자를 먹으면서 콜라를 아니 먹고 수정과나 식혜를 찾을 사람은 없다. 프랑스 요리를 먹으면 그 요리뿐만 아니라 테이블 매너를 비롯한 프랑스 문화 전반이 수입된다는 사실쯤은 다 아는 사실 아닌가. 김치나 청국장이 세계적인 건강식품으로 자리 잡기 위해서는 자체의 영양가 분석과 상품화, 마케팅 전략 외에도 별도의 문화전략이 필요하다고 본다. 사실 〈헬스〉지가 선정한 세계 5대 건강식품에서 올리브유를 제외하면 나머지 4가지는 김치와 청국장 안에 포함되어 있다고 해도 과언이 아니다. 영양가를 따진다 해도 우리나라 김치와 버섯, 두부 등을 넣은 청국장찌개를 올려놓는다면 세계 최고의 식단이 되는 데 전혀 손색이 없을 것이다.

여기에 올리브유를 바른 김이나 샐러드를 같이 올리면 금상첨화다. 요구르트는 김치와 청국장의 유산균으로 얼마든지 커버할 수 있을 것이고, 인도나 일본의 콩으로서는 우리나라의 청국장을 당할 재간이 없지 않을까 한다. 김치와 청국장은 명실공히 세계 2대 건강식품의 반열에 오를 자격이 있다고 본다.

요즘은 한약도 특이한 추출방식으로 달이고 증류하여 쥬스처럼 만들어 내는 세상이다. 약성론과 기미론을 근간으로 하여 전개되는 방제학의 본래적인 의미에서 다소 벗어난 데다 아직 약효를 두고 논란의 여지가 상당하지만, 시커멓게 달인 쓴 탕약을 들이켜기를 주저하는 일부 사람들에게 환영을 받고 있지 않은가. 이런 마인드로 좀더 연구 개발한다면 청국장 역시 우리나라 사람은 물론이고 외국인에게도 크게 어필할 수 있는 세계적인 건강식품으로 발돋움할 수 있을 것이다.

음식으로 문화의 패러다임을 바꿀, 한류寒流 아닌 열류熱流 창출해야

진말송초晋末宋初의 시인 도연명陶淵明은 이렇게 말한 적이 있다.
"인생의 최종목적은 하나의 도道로 귀결된다. 그러나 그 발단은 먹고 사는 문제를 어떻게 해결하느냐에 있다."人生歸有道, 衣食固其端 나는 이 도연명의 시문詩文을 문화의 패러다임을 바꿀 최적임은 역시 음식문화임을 암시하는 말로 읽는다.

진정한 한류韓流는 방송스타 몇 명의 명멸明滅에 일희일비하는 한류寒流가 아니라, 이러한 문화의 근본까지 바꿀 수 있는 난류暖流이고 열류熱流가 아니면 아니 된다. 세계에 어필할 수 있는 음식문화의 새로운 패러다임을 창출하기 위한 사계斯界 연구자들의 분발을 기대한다.

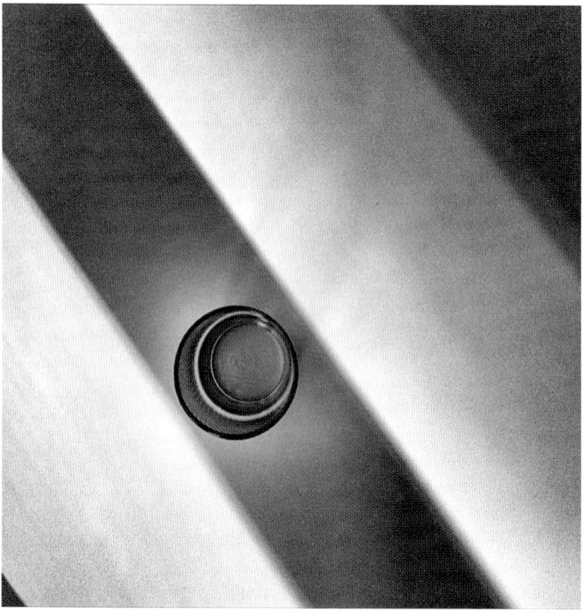

자기 자식 탯줄 먹겠다는 톰 크루즈의 〈미션 임파서블〉

김유신 장군 탯줄을 청동 호랑이에게 먹이겠다고?

톰 크루즈는 현역 미국 남자배우 중에 우리나라 사람들에게 가장 잘 알려진 배우일 것이다. 〈마이너리티 리포트〉, 〈콜래트럴〉, 〈우주전쟁〉 등에 출연했으며, 요즘 개봉되어 인기리에 상영되고 있는 〈불가능한 임무(미션 임파서블) 3〉에서도 주인공을 맡아 열연했다. 킬링타임용 영화로는 수준급의 볼 만한 할리우드 액션이다.

그런데 톰 크루즈가 지난 달 영국의 대중지 〈미러〉와의 인터뷰에서 약혼녀 케이티 홈즈의 출산을 며칠 앞두고 "아이의 태반과 탯줄을 먹을 계획"이라는 엽기적인 발언을 해서 화제가 된 적이 있다. 일반 대중지 기자와 만나 농담처럼 던진 말을 번역하는 과정에서 과장되게 잘못 해석한 오보라느니 말도 많았지만, 톰 크루즈가 공상과학 소설의 작가인 론 허버트가 창시한 신흥종교인 사이언톨로지의 광신자로 알려져 있어 발언에 신빙성이 더해져서 파문이 더 컸던 것 같다.

우리나라에서도 며칠 전에 김춘추를 도와 삼국통일의 위업을 이룩한 김유신 장군의 태반을 묻은 태실국가지정문화재 제414호을 훼손한 사건이 일어나 충격을 던진 적이 있다. 충북 진천의 태령산 정상에 자리한 태실 봉분을 파헤치고, 그 자리에 장군의 태반과 탯줄을 먹는 호랑이 형상의 주물 황동을 넣어 놓았다고 한다. 일제강점기 조선총독부가 우리나라 산정 곳곳에 쇠못을 박아 민족 정기의 맥을 끊고자 했던 반인륜적인 행위에 비견되는 악랄한 주술행위라 하겠다.

출산 직후 새끼의 태반을 바로 먹어치우는 어미 고양이

통상 동물의 세계에서는 새끼를 낳고 나면 곧장 태반과 탯줄을 먹어치운다. 출산의 흔적을 지워버림으로써 천적으로부터 스스로를 보호하기 위한 본능적인 방어행동이라고 한다.

고양이의 경우도 마찬가지다. 일반 한약 건재상들의 말을 들어보면, 약재로 쓰기 위해 고양이의 태반을 구하려고 출산을 전후해 고양이 곁에서 24시간 망을 서 보기도 하지만, 출산 직후 워낙 어미 고양이가 잽싸게 탯줄을 바로 먹어치우기 때문에 여간해서는 구하기가 어렵다고 한다. 소가 새끼를 낳고 바로 툭툭 털고 일어나(?) 쟁기를 달고 논밭을 갈 수 있는 것도, 출산 직후 영양분의 보고寶庫라 할 태반을 먹기 때문이라고 주장하는 이들도 있다.

태반과 탯줄은 신선들이 입는 가장 좋은 옷神仙衣?

탯줄을 제대臍帶 Umbilical Cord라고 하는데 인류학에서는 이 탯줄을 이 세상을 창조한 조물주가 인간을 생명의 그물코로 묶을 때 쓰는 끈이라고 생각한다. 우리 조상들도 뱃속의 태아가 이 탯줄을 통해 생명력을 전해 받는다고 여겼다. 어머니의 영양분이 이 탯줄을 통해 태아에게 전해질 뿐만 아니라 까마득한 조상으로부터 내려오는 생명력 또한 이 탯줄을 통해 전해온다고 믿었다.
탯줄이 이처럼 조상→어머니→아이로 내려오는 과거→현재→미래를 이어주는 중요한 생명의 문호門戶로서 영원성을 상징하는 만큼, 출산 후에도 이 탯줄과 태반은 소중하게 보관했다.

민간에서는 집안 식구나 여자 종들이 이 일을 담당하지만, 궁궐에서는조선조의 경우 선발된 대신들과 소격서昭格署의 도사로 구성되어 궐내 왕손들의 출산과 관련된 일체의 일을 담당하는 태스크 포스팀TFT이 꾸려진다. 이들은 태를 깨끗하게 씻어洗胎 태항아리에 넣어두었다가 명당자리를 골라 묻는데, 이 자리를 태봉胎封 혹은 태실胎室이라고 한다. 왕실에서는 특히 태를 어떻게 보관하느냐에 따라 국운이 좌우된다고 믿었기 때문에 더욱 소중하게 다루었다고 한다.

김유신 장군의 태실도 바로 이렇게 만들어진 것이다. 대도시의 산부인과 병원에서 출산하는 요즘은 태반과 탯줄을 버리는 경우가 흔하지만, 그런 일은 옛날 우리 선조들한테는 상상도 못할 일이었다.

구약성경 〈에스겔서〉에 보면, 유대인들은 출산 직후 탯줄을 잘라서 묶고 목욕을 시킨 뒤에 소금을 뿌리고 포대기에 싸주는 풍습이 있음을 알 수 있다. 탯줄을 잘라서 묶는 행위는 태어난 아기가 새로운 가족 구성원으로서 기존 가족들과 일체감을 갖게 되었음을 상징적으로 표현하는 행위라고 한다.

동남아시아 라오스의 먀오족도 태반을 인간이 최초로 몸에 걸치는 가장 좋은 옷이라 하여 "윗도리"라 부르며 소중하게 대한다고 한다. 중국인들이 '신선들이 입는 옷'이란 뜻으로 신선의神仙衣라 하거나 '부처님의 옷'이란 뜻의 불가사佛袈裟로 부르는 것도 이와 동일한 맥락이다.

자신의 오줌은 윤회주輪廻酒, 머리카락은 혈여血餘라는 약재다

지금이야 여러 가지 약재로 넘쳐나지만 옛날에는 야생약초나 동식물 그리고 광물 중에 일부를 제외하고는 약재가 무척이나 귀하던 시절이었던 만큼, 요즘 기준으로 보면 혐오식품이라 할 만한 것들도 약재로 많이 쓰였다.

사람의 젖人乳은 그렇다 쳐도, 침口津도 창종瘡腫을 삭히는 데 썼고, 인분人糞 역시 인시人屎라 하여 온열瘟熱과 두창痘瘡을 다스리는 등 온갖 독을 해독하는 약으로 썼다. 어린아이의 오줌은 동변童便이라 하여 타박상, 어혈, 골증骨蒸을 다스리는 데 썼다. 특히 자신의 오줌은 윤회주輪廻酒라 하여 살충해독에, 오래된 오줌독 밑에 가라앉은 흰 적체인 인중백人中白은 삼초와 방광의 열을 친다 했다. 머리카락은 혈여탄血餘炭이라 하여 각종 열증熱症과 혈증血症에 썼고, 심지어 여자의 생리혈도 월수月水라 해서 제반 열증을 다스린다 했다.

태아가 완성의 수 99를 만족스럽게 타고 나오는 붉은 물수레, 자하거紫河車

태반도 보기에 따라 일종의 혐오식품인데, 동서고금을 막론하고 귀중한 약재로 써왔다. 히포크라테스가 약용했다는 기록이 있고, 17세기 초반 영국 왕립 의사회가 출판한 라틴어 약전藥典에도 사람의 태반과 오줌이 올라있다. 한약재로 쓰이는 건강한 사람의 태반을 '붉은 물수레'라는 뜻으로 자하거紫河車라 한다. 명대 본초학자 이시진의 《본초강목》本草綱目에 처음 수록되었다.

태반의 색깔은 홍紅, 녹綠, 자紫의 3색으로 대별되는데 그 중 자색이 가장 좋다 하여 자紫자가 붙었다. 또한 자紫는 북쪽의 색이고, 하河 역시 북쪽의 물인데, 아이를 배는 것 역시 북방과 관련이 있다胚胎收北고 믿었다. 또한 태반은 태아가 완성의 수인 99를 만족스럽게 타고 나오는 수레車와 같다고 하여 자하거라고 불렀다. 포의胞衣 혹은 태의胎衣라고도 했고, 천지창조 이전의 카오스적인 혼돈과 태아출산 직전의 혼돈상을 유비類比한 혼돈의混沌衣 혼원모混元母라는 별명도 있다.

청나라 황궁과
조선 왕궁에서 쓴 명약, 자하거

청나라 황궁에서 쓰던 비방을 정리한 《청태의원비방》淸太醫院祕方에 보면 남녀를 불문하고 원기元氣가 크게 훼손된 병에 태반을 많이 쓰고 있다. 대표적인 처방이 〈보천하거대조환〉補天河車大造丸이다.

선천적으로 몸이 허약하여 몸이 여위고 팔다리에 힘이 없을 때 혹은 전반적으로 몸이 극도로 허약해진 경우諸虛百損, 五勞七傷를 다스린다. 그 외에도 〈녹용환〉鹿茸丸, 〈삼용위생환〉蔘茸衛生丸 등 여러 처방에도 자하거가 들어있다.

폭군 연산을 몰아내고 그의 이복동생 진성대군이 왕으로 옹립되는데 그가 바로 중종이다. 잘 알려진 사실과 같이 중종은 발란반정撥亂反正으로 집권하고, 조광조의 도학정치를 지원하다 기묘사화로 사사하기도 하는 등 정치적 격변의 세월을 보낸다. 그런 만큼 스트레스도 적잖이 받았는지 심한 치통과 만성적인 소복통少腹痛, 하도下道:대소변 막힘과 종기 등 평생 온갖 질환을 안고 산다.

때문에 원기가 많이 손상된 임금에게 어의들이 자하거를 넣은 처방을 한 번씩 올린 모양이다. 《중종실록》中宗實錄에 보면 약방제조藥房提調 장순손과 김안로가 중종에게 이렇게 아뢰는 장면이 나온다.

"자하거라는 약이 약효가 신통하고 영험이 있는데 복용을 시킬 때 먹는 사람이 무슨 약인지 모르게 해야 더욱 효험이 있다 하여 미리 아뢰지 않았사옵니다. 다만 동궁東宮께는 처방전을 미리 보여드렸는데, 전하께는 건강이 많이 좋아진 지금에서야 아뢰옵니다." 아마도 위에서 말한 〈보천하거대조환〉補天河車大造丸을 달여 올리지 않았나 싶은데, 약방제조의 발언으로 미루어 짐작건대 당시에도 자하거는 혐오식품이었던 것 같다.

하긴 조선왕조는 "부모로부터 받은 신체는 머리털 하나라도 함부로 하지 않는 것이 효의 시작"身體髮膚 受之父母 不敢毁傷 孝之始也,《孝經》이라고 보아 "내 머리는 잘라도 내 머리털은 손도 못댄다"吾首可斷, 吾髮不可斷며 단발령斷髮令에 맞서 죽음도 불사하던 엄격한 주자학 근본주의자들의 나라였으니 오죽했으랴.

인삼·녹용을 능가하는
천하의 명약, 자하거

중국과 조선의 태의太醫들이 황제와 임금에게 처방했던 약재인 만큼 선인들은 인삼과 녹용을 능가하는 대단한 효능을 가진 약재로 쳤다. 자하거는 간신을 보하고 정혈을 더하여 주는 효능補肝腎益精血이 있어 자궁이 허랭하여 생기는 여성불임증, 남성의 조루나 임포텐츠, 허리와 무릎이 시큰거리고 귀울림이 있을 때 쓴다.

기혈이 모두 부족할 때 이를 잘 보충해준다養血益氣고 보아 기혈부족으로 생기는 각종 허손증虛損症, 예컨대 산후에 젖이 잘나오지 않을 때, 여성들의 불규칙한 다량의 음도출혈, 즉 붕루하혈崩漏下血에도 쓴다. 선천적으로 허약하거나 오랜 병으로 인해 기氣의 출납을 담당하는 폐와 신의 양 장부가 모두 약해져서 숨이 차거나 천식이 올 때도 쓴다.

심心은 혈血을 가지고 자양滋養하는데 심혈心血이 부족하면 불면증, 건망증 심하면 각종 노이로제나 정신증을 야기하는데失志 이때도 심신을 안정시키는安神定志 자하거를 쓴다. 물론 부작용이 없지는 않다. 임상에서 아주 소수의 사람들이 자하거를 복용했을 때 오심, 구토, 어지럼, 설사 등을 호소하는 경우도 있었다. 드물게는 과민성 피부발진 혹은 과민성 쇼크가 나타나기도 했다.

그러나 대다수의 경우에는 특별한 불량반응은 나타나지 않았고, 용량이 과다한 경우, 예컨대 신선한 태반 전체를 다 먹은 경우에도 중독증상은 없었다. 동물실험을 했을 때도 그 안전성이 입증되었다.

태반 탯줄만 약이 아니라
그들이 남은 흔적도 치료에 쓴다?

동양의학은 시체CADAVER의 해부학에 기초한 사체의학死體醫學이 아니라, 살아있는 인체를 대상으로 하는 생체의학生體醫學이다. 경혈과 경락이 그 대표적인 예이다. 우리 몸 안을 도는 기의 통로라 할 경락은 사체를 해부해서는 절대로 그 실체를 확인할 수가 없다.

침구학에서 상정하고 있는 12경락 외에 기경팔맥奇經八脈 중의 하나인 임맥任脈이 있다. 대략 회음부에서 시작하여 우리 몸의 가슴과 복부의 정중앙선을 타고 올라가 아랫입술 바로 아래까지 운행한다고 본다.

임맥 중에는 중요하지 않은 혈자리가 거의 없지만 그 중에 특히 중요한 혈이 배꼽이다. 경혈상으로는 신궐神闕이라 이름한다. 측량하기 어려운 신묘막측神妙莫測한 변화를 신神이라 하고, 궁궐의 누대樓臺처럼 중요한 부위를 궐闕이라고 하는 데서 연유된 이름이다. 모체에서 태아에게 온몸 구석구석까지 영양을 공급하는 중요한 자리이기 때문에 이런 이름을 붙였으리라. 생명의 줄을 연결시켜 주는 자리라고 명대命帶라고도 하고, 모체와 태아의 기가 소통되고 깃드는 집이라 하여 기사氣舍라고도 부른다. 옛날부터 급성병에 이 배꼽에 소금을 채우고 뜸을 떠서 격렬한 복통, 중풍으로 인한 인사불성, 심한 설사 이질, 어린이 소화불량 등을 다스렸고 지금도 한의사나 침구사들이 많이 활용하는 혈자리다.

면역력도 증강시키고
감염도 막아주는 태반!

서양의학에서 보는 태반의 약리작용은 대체로 이러하다. 먼저, 유기체의 저항력을 증강시키는 작용이 있다고 본다. 실험성 위궤양의 경우에 일정한 예방 및 치료효과가 있음이 밝혀졌다. 또 호르몬과 유사한 작용도 한다. 포유기의 어린 토끼에게 태반에서 나온 추출물을 주사했더니 가슴샘과 젖샘, 비장, 자궁 등의 발육을 촉진하는 작용이 뚜렷했고, 갑상선과 고환 등의 발육도 촉진시켰다.

혈액응고 인자와 유사한 휘부린 안정인자, 즉 유로키나제 억제물과 프라스미노겐을 활성화하는 물질이 있어 이 인자의 결핍에 의한 출혈환자를 치료하는 데도 쓸 수 있다. 태반의 감마글로불린에는 마진, 인플루엔자 등의 항체와 디프테리아 항독소 등이 함유되어 있어 인체가 병독에 감염되는 것을 막아주는 작용도 한다. 다만 경구복용經口服用해서는 효과가 없고 반드시 주사를 해야 효과가 있다 한다.

얼마전 미국 데이비스 캘리포니아대학의 영양학교수 캐스린 듀이 박사가 영국의 한 의학전문지에 발표한 논문에서 통상 분만 후 약 10초 후에 자르는 탯줄을 2분 후로 늦추면 생후 6개월까지 철분결핍을 늦출 수 있다고 밝혔다 한다.

듀이 박사의 주장에 따르면, 탯줄을 자르는 순간부터 모체의 태반으로부터 혈액 공급이 끊어지는데, 이를 2분만 늦추어도 철분결핍을 예방할 정도의 충분한 철분이 담긴 혈액을 추가공급받을 수 있다는 것이다. 이 역시 태반과 탯줄이 가지는 우수한 의학적 효용성을 방증하는 또 하나의 임상사례라 하겠다.

태반주사요법placenta injection,
그리고 우리나라에 처음 문 여는 공공 제대혈은행Cord Bank

우리나라에서는 처음으로 2만여 개의 공여 제대혈탯줄을 보관할 수 있는 줄기세포은행이 문을 연다고 한다. 그간 민간 은행이 있었으나 비용도 만만치 않았을 뿐만 아니라, 은행 자체가 부도가 나는 등 안정성이 없어 불안해했던 사람들이 질 높은 서비스를 받을 수 있을 것이라는 전망이다.

사실 출산 뒤 버려지는 태반과 탯줄에는 줄기세포가 많이 함유되어 있고, 혈액 내 세포에는 일반적으로 골수에만 있는 것으로 알려졌던 피를 만드는 조혈 모세포가 풍부하다고 한다. 이 조혈 모세포를 성덕 바우만의 경우처럼 적합한 골수를 찾지 못해 애를 먹는 백혈병 환자나 근위축증 환자, 선천성 면역결핍증 환자 등 혈액질환 환자에게 주입하면 면역체계를 복원시켜 암세포를 효율적으로 퇴치시키는 것으로 알려져 있다.

또한 태반에서 혈액과 호르몬을 제거한 뒤 단백질을 아미노산으로 완전히 분해하고 이를 주사제로 활용하는 태반주사placenta injection요법도 유행을 타고 있다. 노화를 막고 피부미백과 보습작용, 갱년기 장애의 치료, 통증개선, 피로회복 작용, 성기능 개선에도 효과가 있다 한다.

식약청, 태반의 유통을 법적으로 금지하다

《본초강목》本草綱目에 서술된 약재로서의 효능이나 《청태의원비방》淸太醫院祕方에 나오는 유명처방인 〈보천하거대조환〉補天河車大造丸의 공효功效와 별반 다르지 않다. 사실 태반과 탯줄은 생명을 키우기 위한 온갖 정미한 물질이 다 들어가 있어, '신약개발의 텃밭'이라고도 불린다. 인삼·녹용도 울고 간다는, 양혈익기養血益氣하는 천하의 명약 자하거를 약재로 운용한 우리 선현의 마인드를 잘 활용하면 최신 서양의학이 한계를 극복하고 그 지경을 더욱 넓힐 수 있을 것이다.

다만 아쉬운 것은 우리나라 식품의약품안전청에서 건강한 사람의 태반을 말려 만든 한약재 자하거의 시중 유통을 금지했다. 산모로부터 병원성 미생물 감염우려가 있다는 게 금지 이유다. 자하거의 추출물을 멸균처리 공정에 의해 생산된 의약품만 유통시키겠다는 것이다.

아니 그렇다면 태반 자체의 유통과정을 더욱 투명하고 위생적으로 할 수 있는 시스템을 확보하는 방향으로 문제를 풀어야지 '추출물'로 한정하는 등 왜 규제일변도의 네거티브 마인드로 문제를 푸는지 나는 이해할 수 없다.

요즘 문제가 되는 적십자사의 혈액관리 문제도 같은 맥락이다. AIDS 등에 오염된 불량혈액이 발견되었다면 그 유통과정을 개선하면 될 일이지, 헌혈과 수혈 자체를 막을 수는 없는 노릇 아닌가? 《관자》管子 〈목민〉牧民편에 "규제를 통해서 사람들을 통제하려 들거나 복종시키려 해서는 안 된다"刑罰不足以畏其意, 殺戮不足以服其心 는 말이 있다. 유연한 시스템적 접근으로 문제를 풀라는 뜻일 게다.

각설却說하고, 그나저나 우리의 문제의 주인공 톰 크루즈 부부가 건강한 여아를 순산했다는 보도는 있었다. 그러나 애기를 출산하고 자기 자식의 탯줄과 태반을 먹어치우는(?) 엽기행각을 실제로 벌였는지는 알 수가 없다. 본인이 이 부분은 노코멘트로 일관하고 있기 때문이다.

어쨌든 적어도 한국에서는 그 일이 수행 불가능한 임무였을 것이다. 아무리 그가 불가능한 임무만을 골라 수행하는 특수부대인 IMF Impossible Mission Force의 최정예 요원 '이단 헌트'의 현신現神이 되어 나타난다 할지라도…

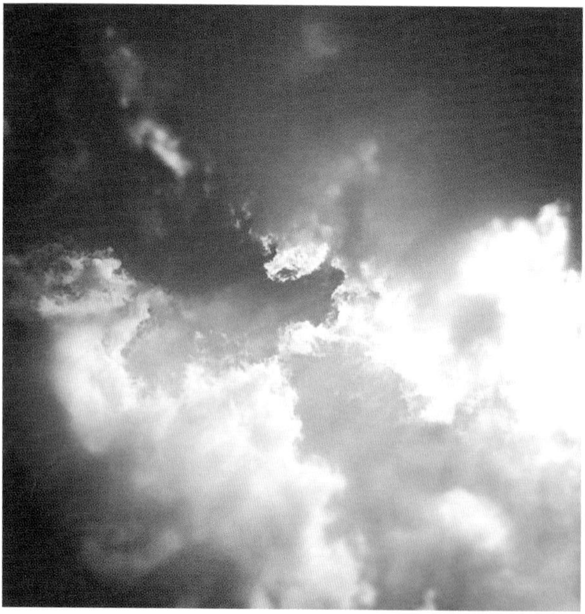

영화 〈다빈치 코드〉에 등장한 침자리 태양혈과 합곡혈

〈다빈치 코드〉와 〈미션 임파서블〉 그리고 멜 깁슨 감독의 〈패션 오브 크라이스트〉

영화 〈다빈치 코드〉를 두고 온 세상이 떠들썩하다. 미국과 유럽만이 아니다. 인도와 중국에서는 영화상영이 금지되기도 했다. 우리나라에서도 각종 기독교 단체를 중심으로 비판운동이 왕성하다. 심지어 〈다빈치 코드〉 비판을 위한 전문가 초청 대규모 토론회를 연 교회도 있다.

역사와 허구를 혼동할 만큼 어리석은 사람은 많지 않을 터인데도, 영화 한 편을 두고 기독교인들의 반응이 너무 야단스럽다는 인상이다. 본의와 무관하게 자칫 내 신앙에 자신감이 없다는 고해성사처럼 들릴 수도 있음을 알아야 한다.

나 역시 기독교인이지만 비기독교인들에게는 〈미션 임파서블〉이나 〈다빈치 코드〉는 모험과 스릴이 넘치는 흥미진진한 미스테리 영화일 뿐이다. 〈다빈치 코드〉의 상영불가 운동을 벌이는 것은, 멜 깁슨이 제작 감독한 〈패션 오브 크라이스트〉의 관람 운동을 벌이는 일만큼이나 민망하다.

일곱 살 때 우물에 빠졌다 구출된 로버트 랭던의 트라우마

〈다빈치 코드〉의 남자 주인공은 세계적 기호학 교수인 하버드 대학 로버트 랭던톰 행크스 분이다. 그는 일곱 살 때 우물에 빠졌다가 구출된 경험이 정신적인 상처trauma가 되어 생긴 폐쇄공포증claustrophobia을 갖고 있다. 어떤 정신의학자는 폐쇄공포증이 어머니의 자궁과 관련된 불안이라고 말한다. 자궁처럼 작고 밀폐된 공간에서 영원히 탈출하지 못할지도 모른다는 두려움이 상시적인 공포로 발전한다는 말이다. 그냥 밀폐공간에 갇혔던 두려운 경험에서 연유한 불안이라고 하면 되었을 것을, 사족蛇足처럼 자궁을 억지로 끌어들여, 영원한 안식처로 회귀를 꿈꾸는 상징적 장소인 자궁을 부정적으로 해석하여 되레 설득력은 떨어진다. 특히 이 영화의 자궁이 갖는 상징성을 고려하면 더욱 그러하다. 폐쇄공포증은 좁고 밀폐된 장소에만 가면 안절부절 못하고, 가슴이 두근두근 심계항진이 일어나기도 하고, 혹은 비명을 지르거나 울부짖기도 하는 등 무의식적인 도피경향을 띠게 되는 정신병리다. 심할 때는 심리적 공황panic상태에 빠지기도 한다.

과거의 정신적 상처는 유사상황을 만나면 곧바로 현재의 상처가 된다

예수와 여성의 신성성에 대한 강연을 마치고, 저서에 대한 기념 사인회를 열고 있는 장소로 찾아온 브쥐 파슈 경찰국장장 르노 분과 루브르박물관에서 대화랑으로 내려가는 엘리베이터 안에서 불안해 하는 랭던의 모습을 보면, 과거에 입은 정신적 내상은 동일한 혹은 유사한 장면을 만나는 바로 그 순간 현재의 상처가 되어 되살아난다는 것을 알 수 있다.

랭던의 폐쇄공포증은 비밀계좌로 유명한 스위스 취리히 국제예치은행에서 호송 차량을 타고 갈 때, 컨테이너 박스 같은 차량 뒤 화물칸에 갇혔을 때 다시 발작한다랭던에게 엘리베이터나 화물칸은 우물과 심리적으로 동일한 의미를 갖는다. 안절부절 못하고 있는 랭던을, 우연인지 필연인지는 알 수 없으나 뜻하지 않게 공동 운명체가 된 여주인공 소피 느뷔오드리 토투 분가 안수按手해 준다. 그녀는 루브르박물관 수석 큐레이터로 의문사한 소니에르의 손녀다.

랭던 안수按手 해주는
예수의 마지막 혈통 소피 느뷔

이 영화에서 소피 느뷔는 십자가에 매달렸다가 죽지 않고 살아남았다는 예수와 막달라 마리아 간에 난 자손 중의 마지막 혈통이다. 원작자 댄 브라운의 주장대로라면 예수의 혈통을 상징하는 것은 성배聖杯이며, 성배는 자궁의 은유다. 지금 그 자궁은 말할 것도 없이 소피 느뷔다.

극 중에서 이 성배를 찾아 없애려는 오푸스데이에 맞서 끝까지 성배를 수호하겠다는 결사대가 시온수도회에 의해 결성된 템플기사단이다. 프리메이슨의 전신으로 알려진 템플기사단Knight templar / Knight of temple은 예수의 혈통이 프랑스 메로빙거 왕조의 시조라는 비밀을 유지하기 위해 결성된 일종의 수호천사들이다.

사람을 축복하기 위해 드는 손은 영적인 힘을 전달한다. 기독교에서 축복을 내릴 때 손가락 3개를 세우는 것은 성부와 성자와 성령의 삼위일체를 상징한다. 시인 김지하는 예수의 안수를 통한 치료를 기치료氣治療라고 말해 논란이 된 적이 있고, 기독교에서는 머리가 교회의 수장首長인 예수를 상징한다.

그런데 손을 머리에 대는 행위는 쓸데없는 사념을 없애준다는 뜻이 있다. 특히 인류학적으로 손이 사람의 몸에 닿는 것은 어떤 능력이나 힘 혹은 은총을 받거나 치유받는 것을 뜻한다. 손을 통하여 힘과 은혜가 전해지는 것이다.

소피가 안수한 랭던의 관자놀이는 템플기사단을 상징한다!

원래 댄 브라운의 원작에는 없던 로버트 랭던의 폐쇄공포증은 극적인 긴장감과 상징성을 높이기 위해 추가되었다고 한다. 그런데 랭던의 머리에 손을 얹는 소피의 모습은 그녀가 신성한 능력과 치유력을 가진 범상치 않은 존재, 즉 예수의 혈통인 성배의 주인공임을 암시하는 복선伏線이다.

폐쇄공포증이 발작한 랭던을 위해 안수하는 소피의 손은 랭던의 머리와 관자놀이에 가 닿는다. 관자貫子는 옛날 조선조 선비들이 갓을 쓰기 위해 머리를 묶던 망건網巾당줄을 꿰는 고리를 말한다. 바로 그 관자가 닿는 부위라는 데서 관자놀이라는 이름이 연유한다. 눈썹 바깥쪽 꼬리에서 귀쪽으로 향하다가 만져지는 이마 양 옆의 움푹 꺼진 요함처凹陷處다.

영어로는 관자놀이를 템플temple이라 한다. 원래 템플은 성전이나 신전, 사원을 뜻하지만, 관자놀이를 가리키기도 한다. 위대한 사상가나 예술가의 신성한 능력을 담고 있는 성전과 같은 신체부위라서 관자놀이를 템플이라고 했다는 설도 있으나, 시간을 뜻하는 라틴어 템푸스tempus에서 유래했다는 게 정설이다. 인체의 시간인 맥박이 뛰는 걸 느낄 수 있는 피부표면 중의 하나를 의미하는 것이다.

안면상의 해부학적 위치에 근거해서 관자놀이를 뜻하는 템플을 영어권에서 속어나 구어로 '안경 다리'를 가리키기도 한다. 그런데 여기서 주목할 점은 영어 단어 템플이 앞서 말한 템플기사단을 가리키기도 한다는 점이다. 영화를 다 보고 나면, 소피가 랭던에게 안수하는 장면은 소니에르의 사망 이후, 랭던에게 예수의 마지막 혈통을 보호하는 템플기사단의 임무를 일시적으로 부여하는 일종의 기사 작위수여식과 같은 의미를 가진 암시였음을 알 수 있다. 비영어권 사람들은 랭던의 관자놀이에 안수하는 소피의 모습을 보고 템플기사단을 연상하기가 쉽지 않겠지만 영어권 관객들은 론 하워드 감독이 삽입한 템플의 중의적衆意的 코드를 금방 눈치챘을 것이다.

관자놀이 부근의 머리털을 깎아서는 안된다?

구약성경 〈사사기〉 4장에 보면 카리스마 넘치는 여성지도자요 선지자인 드보라가 나온다. 드보라의 군대는 가나안 군대와의 전투에서 승리하는데 가나안 군대의 사령관 시스라를 놓치고 만다. 그런데 헤벨의 아내로 야엘이라는 여인이 도망가던 시스라를 유인하여 시스라가 그녀의 텐트 속에서 기진맥진하여 깊이 잠든 사이 망치를 들고 들어가 그의 관자놀이에 텐트 말뚝을 박아 살해한다.

일반적으로 사람 몸의 주요 혈자리는 일반인들이 급소急所라고 하는 부위와 상응하는 경우가 많은데 관자놀이 부근 역시 예외는 아님을 알 수 있다.

또한 〈예레미야〉 9장에 보면 "그날이 이르면, 몸에만 할례를 받은 사람들에게, 내가 모두 벌을 내리겠다. 이집트와 유다와 에돔과 암몬 자손과 모압과, 관자놀이의 머리카락을 짧게 깎은, 광야에 사는 모든 사람에게도 내가 벌을 내리겠다. 이 모든 민족은, 이스라엘 백성 전체와 마찬가지로, 마음에 할례를 받지 않은 자들이기 때문이다"라는 구절이 나온다. 이 밖에도 구약성경 곳곳에는 관자놀이 부근의 머리털을 깎지 않는 것이 이방인이 아님을 상징하는 중요한 표지의 하나로 간주되었음을 알 수 있는 내용들이 산재해 있다.

〈다빈치 코드〉에 등장한 침자리 태양혈과 합곡혈

눈썰미가 있는 관객이라면 예의 호송차량 안에서 랭던의 공포증이 발작하여, 소피가 랭던의 머리와 관자놀이에 안수할 때, 랭던이 그 자신의 첫째 손가락과 둘째 손가락 뼈 사이 움푹 패인 곳을 누르고 있던 것도 기억할 것이다.

이 자리가 침구학에서 말하는 12경락 중의 하나인 수양명대장경手陽明大腸經의 4번째 혈인 합곡혈合谷穴이다. 수양명대장경은 둘째 손가락 손톱 부근의 상양혈商陽穴에서 시작해서 손가락과 팔을 타고 올라가 폐쪽으로 가는 곁가지와 대장 쪽을 향해 가는 본가지로 갈라진다고 보면 된다.

또한 관자놀이는 머리부분에 위치한 기혈奇穴 중의 하나인 태양혈太陽穴을 지칭한다. 옛날부터 태양혈의 태太자는 큰 대大자와 동일하게 생각한다. 양陽은 사람의 머리부분이 전체 양기諸陽가 모이는 곳이라는 뜻이다. 태양혈자리는 머리부분에 생긴과 열과 풍을 쳐서 통증을 풀고 눈을 맑게祛風解痙, 淸熱止痛明目 하는 효능이 있다.

양기항진陽氣亢進, 즉 양기가 지나치게 왕성해져서太過 생기는 두통, 편두통, 안질환, 삼차신경통, 안면신경마비를 주로 다스리는 혈자리라 하여 태양혈이라 부르는 것이다.

합곡혈은 엄지와 검지를 벌리면 호랑이가 입을 벌린 듯하다 해서 호구虎口, 즉 '호랑이 입'이라는 별명을 갖고 있다. 또한 이 자리는 사람의 근육과 살 등의 기육肌肉이 모이는合 형상과, 엄지와 검지의 두 산 사이에 존재하는 계곡谷의 모양새를 취하고 있는데 이를 본떠서 합곡이라 이름했다.

태양혈과 마찬가지로 합곡혈도 임상적으로 광범위하게 활용되는 자리인데 각종 통증과 어지러운 마음을 가라앉히고鎭痛安神 경락의 흐름을 잘 소통시키는通經活絡 효능을 가져 발열, 두통, 시력저하는 물론이고 심신증心身症을 다스린다.

태양혈 아프다고 공부 안 하는 세자와, 귀울림증으로 합곡혈에 침맞는 선조

《조선왕조실록》에 보면 태종 18년 6월에 세자가 이렇게 말한다.
"지난 밤에 벼락이 치고 천둥이 쳐서 들어가 잘 수가 없었다. 또 귓가의 태양혈太陽穴이 심히 아파서 서연書筵에 나아가지 못하겠다." 아프다는 핑계로 왕세자에게 경서를 강론하는 자리인 서연에 결석하겠다는 것이다. 예나 지금이나 공부를 즐기는 사람은 드문 법이어서 피교육자는 언제나 괴롭기 마련인가보다.

선조 30년 4월에는 임금이 이명증耳鳴症이 있어 별전에 나가 도제조 김응남, 제조 홍진, 부제조 오억령, 의관 양예수, 허준, 이공기와 침구의사鍼醫 5명이 입시入侍한 가운데 청궁聽宮, 합곡合谷, 후계後谿 등의 혈자리에 침을 맞는 장면이 나온다. 임금이 별전에 나가 침 한 대 맞는데 무려 10명이 넘는 전문의가 입시하고 있다.

그럼 소피나 랭던이
침구학이라도 배웠다는 소리냐?

조선조 어의御醫처럼 소피나 랭던이 태양혈과 합곡혈의 주치와 효능을 알고서 관자놀이를 안수했다거나, 합곡혈 자리를 지압했다는 소리를 하려는 건 물론 아니다. 굳이 문화적으로 아무런 연관성이 없는 전혀 이질적인 문화 속에서도 누가 가르쳐 주거나 시킨 것이 아닌데도 본질적으로 동일한 심리상태나 행동양태가 나오는 등 문화적 동질성을 찾을 수 있는 경우는 허다하다.

남녀 주인공의 이러한 행동은 감독이나 작가의 의도에 의한 것이지만 왜 하필 태양, 합곡의 두 혈자리냐 하는 것은 역시 칼 융이 말한 집단무의식의 원형archetype이 작동하는 경우가 아닌가 싶다. 태고적 인류의 조상 때부터 경험해온 집단적·보편적 경험들이 시공을 초월하여 인류에게 동일한 사고와 행동을 유발하는 것이다. 동서고금을 막론하고 우리 인류는 머리가 아프거나 정신이 산란할 때 자기도 모르는 사이에 관자놀이나 엄지와 검지 사이의 움푹한 곳을 누르거나 문지르면 어느 정도는 심신이 안정되고 통증이 경감된다는 것을 체득했을 것이다. 이를 동양에서는 경혈학과 경락학이라는 의학의 한 분야로 체계화하였다면, 서양에서는 다른 방면의 의학을 발전시켰다는 차이가 있을 뿐이다.

상해인민 비참한 생활상 찍었다고
〈미션 임파서블 3〉 상영금지한 중국,
픽션 영화 한 편 놓고 역사적 팩트 논쟁 벌이는 한국기독교

모험과 스릴이 넘치는 미스테리물이라 할 영화 〈다빈치 코드〉가 재미없다는 반응도 있다. 아마도 댄 브라운의 원작 소설을 먼저 읽은 사람들이리라. 그러나 생각해 보라. 미스테리물이 뭔가? 스토리를 이미 다 알고 있는 이에게는 미스테리물이라 할 수 없다.

영화나 TV드라마를 보고 있는데 먼저 본 사람이 옆에서 후속 내용을 자꾸 이야기해주면 얼마나 재미가 반감되는지 경험해본 사람은 안다. 원작을 이미 읽은 경우에는 기대치를 좀 낮추고 보는 수밖에 없다. 아직 원작을 읽지 않은 사람은 먼저 영화를 보고 소설을 읽을 것을 권한다. 2시간 반 가량의 시간을 이 보다 더 빨리 보낼 수 있는 킬링타임용 영화도 드물지 싶다. 어느 미션스쿨 신문방송학과 교수로 있는 영화평론가는 〈패션 오브 크라이스트〉에 비해서 〈다빈치 코드〉가 정말 재미없는 영화이고 예술적인 완성도도 떨어지는 작품이라고 혹평한다. 맞는 말일 수 있다.

그러나 〈다빈치 코드〉는 블록버스터 영화로는 처음으로(!) 칸 영화제에서 개막작으로 선정될 정도로 예술성과 영화적 완성도를 인정받은 작품이다. 종교적 색안경이 예술적 상상력을 막고 작품에 대한 분별력마저 흐리게 하는 경우라 하겠다.

영화 〈패션 오브 크라이스트〉는 다큐멘터리를 재연再演한 것이지, 작품성 있는 영화가 절대 아니라는게 내 개인적인 생각이다. 예컨대 80년대 민주화 운동이 한창이던 시절, 독재자에 대해서 나쁘다는 소리를 한 마디도 하지 않았는데 정말 나쁘다는 생각이 들게 쓴 문장이 명문장으로 꼽혔다. 그렇지 않고 그냥 그 독재자에 대한 욕설을 늘어놓았다면 그건 시위장에서 군중을 선동하는 훌륭한 '찌라시'유인물는 될 수 있을지언정 명문장일 수는 없다.

섹스 장면을 전혀 보여주지 않고도 섹스의 아름다움을 느끼게 했다면 그건 훌륭한 예술영화지만, 노골적으로 성행위 장면만을 드러냈다면 그건 포르노그라피에 불과한 것과 같은 이치임은 상식이다.

중국은 지난 번에 영화 〈미션 임파서블 3〉에서 보이는 상해의 뒷골목 풍경이 너무 일반 인민들의 낮은 생활상만을 노출시켰다는 이유로 상영을 금지시켰다 한다. 외국인에게는 이국적인 풍경이 매우 인상적으로 보이고 그것이 중국을 이해시키는 데 더 도움이 될 것임은 자명해 보이는데도 중국 당국자들에게는 그런 인식이 없나 보다.

초상화가가 칸딘스키의 추상화에 대한 평론을 하겠다?
사라지지 않는다면 거품이 아니다!

나는 중국 관계 당국자들의 '그림자'분석심리학자 칼 융의 용어를 〈다빈치 코드〉라는 픽션 영화 한편을 놓고 역사적 팩트 논쟁을 벌이는 기독교계의 반응에서 본다. 그냥 느긋하게 지켜보거나 무시해버리면 거품처럼 스러질 사소한 일一件小事을 도리어 키우는 격이 아니라면, 닭 잡으려고 소 잡는 칼을 빼드는割鷄焉用牛刀 형국이다. 사라지지 않는다면 거품이 아니다.

한 저널리스트가 유명한 신화학자 조셉 캠벨에게 이렇게 물었다.
"예수의 죽음과 부활이 우리의 죽음과 부활을 예시하는 것이라고 했는데, 혹시 고전적인 기독교 신앙체계의 전통적인 교리를 손상시키는 게 아닌가요?"

캠벨이 대답했다.
"상징을 읽으면서 그런 생각을 하는 것은 잘못입니다. 그런 독법讀法은 산문의 독법이지 운문의 독법이 아닙니다. 은유라고 하는 것은 암시적 의미connotation로 읽어야지 명시적 의미denotation로 읽어서는 안 됩니다."

문학작품을 읽는 마음과 자연과학 논문을 읽는 마음가짐이 같대서야 말이 되겠는가. 캠벨은 아마도 소설을 읽는 마음으로 시를 읽고, 다큐멘터리를 보는 마인드로 픽션영화를 보며, 정물화를 보는 관점으로 추상화를 보는 이들에 대한 답답함을 이렇게 표현하고 싶었던 모양이다.

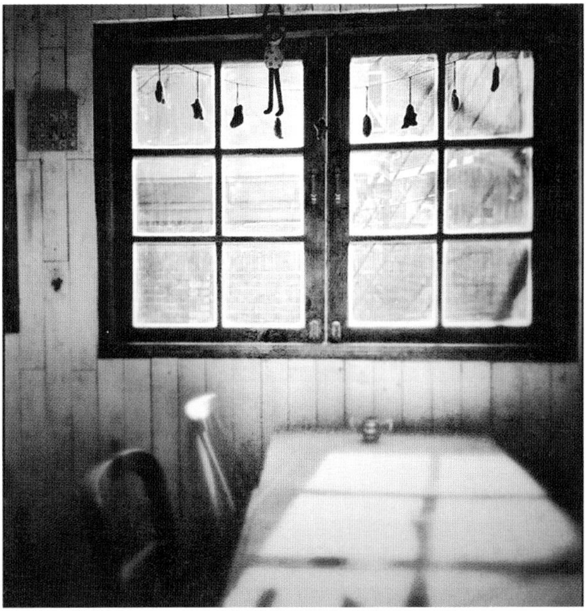

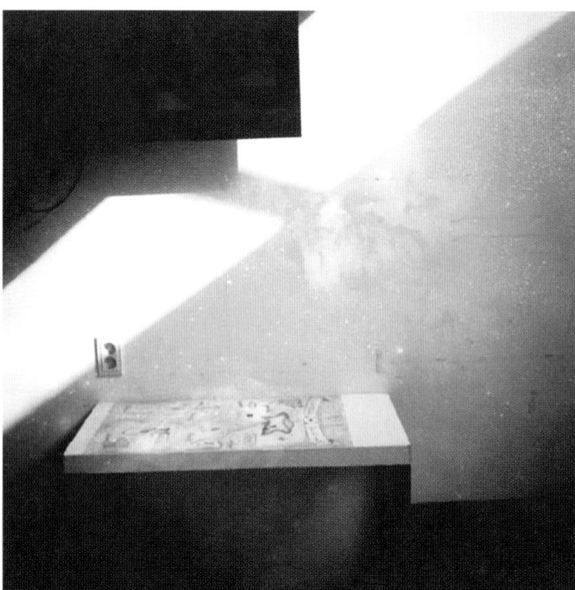

세상에 공룡 화석을 고아 먹었다고요?

황하의 거대한 공룡이 나타났다!

신화통신 보도에 의하면, 최근 중국 하남성의 한 마을에서 아시아 최대의 공룡 화석이 발견되었다. '황하의 큰 용'黃河巨龍이라고 이름 붙은 이 초식공룡 화석은 뼈대가 거의 완벽하게 보존된 상태로 발굴되어 전체 몸통과 체중의 계산이 가능할 것이라 한다.

1억 년에서 8천만 년 전에 살았을 것으로 추정되는 이 공룡은 몸통의 길이가 18미터, 갈빗대 길이 2.93미터, 어깨 높이와 넓이는 각각 6미터와 3미터로 지금까지 아시아에서 발굴된 공룡 화석 중에서 가장 크고 무겁다고 한다.

특히 하남성 국토자원청 관계자에 따르면 하남성 여양현 일대에 공룡화석이 흩어져 있는 30곳 중에서 5곳을 먼저 발굴하여 이 화석을 발견했다고 하니 앞으로의 발굴성과에 따라서는 아시아에서의 공룡의 분포와 이동경로 등이 밝혀질 것으로 기대된다.

에드워드 사이드 《오리엔탈리즘》의 한국판 재현

그런데 재미있는 것은, 신화통신과 AP통신과 연합통신을 거쳐 우리나라 주요 일간지에 보도된 이 기사가 어떻게 각색, 편집되었는가 하는 것이다. 모 일간지의 경우를 예로 들어보자. "中 시골 주민들, 공룡 뼈 고아먹어"라는 제하에 보도된 이 기사는 다음과 같은 리드로 시작한다. "시골 마을주민들이 오래전부터 공룡 뼈를 용의 뼈로 잘못 알고 고아 먹거나 가루로 갈아 약재로 사용한 것으로 알려졌다."

이 기사를 작성한 기자나, 이에 댓글을 단 대부분의 네티즌들 그리고 이 기사를 맹목적으로 퍼다 나른 블로거들은 우리나라보다 상대적으로 후진국인 중국, 그것도 도회지 사람도 아니고 무지한 시골주민들이 천연기념물도 몰라보고 공룡을 고아먹는 엽기적(?)인 야만성을 보였다는 식으로 상당한 문화적 편견과 우월 콤플렉스를 무의식중에 드러낸다.

자신들 문명에 대한 우월감을 기준으로 문명과 야만을 가르는 구미제국 백인들의 오류를 그대로 답습하고 있다. 이른바 에드워드 사이드가 주창한 《오리엔탈리즘》의 한국판이다. 과연 그럴까? 다른 언론사 기자가 인용한 "이 일대에서 오래전부터 붉은색의 암석들이 모습을 드러내 주민들은 이를 용의 뼈龍骨라고 부르며 한약재로 채취해 사용해왔다고 한다"라는 객관적인 서술을 두고 예의 그 기자는 왜 굳이 저렇게 표현해야 했을까? 더구나 이 기자는 충북 제천에 있는 구석기시대 유적인 점말동굴의 발굴 사연을 모르고 있지 싶다. 점말동굴은 지난1973년에 발굴된 충북 기념물 제 116호다. 발굴의 단서를 찾은 것은 사학자인 손보기 교수가 "제천시장에 이상한 오래된 동물 뼈가 매매되고 있다"는 제보를 접하고 나서다.

손 교수가 제보자와 다른 일행을 데리고 뼈가 발견되었다는 현장을 답사하고, 탐문조사를 벌인 결과 발견된 것이 바로 역사적인 점말동굴이다. 더욱 놀라운 것은 이미 그로부터 몇 년 전인 1967년에 지뢰탐지기를 동원하여 짐승 뼈와 뿔 등을 파내어 서울의 한약방에 팔아왔다는 것이다. 고고학자보다 도굴꾼이 유적의 존재와 가치를 먼저 안다는 고고학계의 머피의 법칙은 한국에도 예외가 없었던 것이다.

용골이 한약재로 쓰인 건 수천 년 전부터…

기실 용골이라 불리는 한약재는 맘모스나 거대한 물소, 공룡 등 고대 포유동물의 골격이 땅에 묻혀 화석으로 변한 것이다. 마치 거대한 용이 지하에 잠복해 있다가 그 뼈가 변하여 돌이 된 형상과 유사하다 하여 이런 이름이 붙었다. 중국 하북성과 하남성, 산동성과 운남성, 내몽골, 섬서성 등지에 널리 분포한다. 주요 화학성분은 탄산칼슘과 인산칼슘 등이다. 현대적인 약리작용은 혈액응고를 촉진하고, 혈관벽의 삼투성을 감소시키며, 골격근의 흥분을 억제시키는 작용이 있는 것으로 알려져 있다.

용골이 한약재로 쓰인 것은 몇천 년 전부터다. 용골의 약성을 최초로 기록한 중국에서 가장 오래된 본초서인《신농본초경》神農本草經이 저술된 게 진秦나라에 이어 중국을 통일한 전한前漢: BC 202~AD 220시대다. 중국의 의성으로 추앙받는 장중경張仲景:AD150~219의 《상한론》傷寒論에도 이미 〈계지감초용골모려탕〉이나 〈시호가용골모려탕〉 등 용골이 포함된 중요한 처방이 많다. 장중경의 고향이 위 기사에 나온 중국 하남성인 것과도 무관치 않을 것이다.

세종대왕도
용골에 큰 관심 보였다

용골은 세종대왕한테서도 꽤 큰 관심을 받는다. 지금 들으면 실소할 얘기인지 몰라도 《조선왕조실록》에 따르면, 세종은 세종 19년 당시 함경도 지역을 총괄하던 도절제사 김종서 장군에게 용골이 과연 용이 환골탈태換骨奪胎한 산물인지, 또 용골이 실제로 존재한다면 약재의 용도와 복용법까지 알아보라고 시키고 있다. 더구나 임금이 친히 묻는다고 하지 말고 "김종서 당신이 사사로이 묻는 것처럼 하라"는 친절한 당부까지 한다. 김종서는 조사 후에 "한두 사람의 말로는 믿을 수 없고, 또한 여러 사람이 모른다 하여 이런 일이 없다고도 할 수 없다"면서 추후 더 자세히 조사해 보고하겠다는 다소 유보적인 장계를 올린다.

그러나 10여 년의 세월이 흐른 세종 32년에 명나라 사신 예겸倪謙과 사마순司馬恂이 옥으로 만든 허리띠와 산호와 더불어 용뇌, 용골 등의 약재를 진상하고 있다. 당시에도 용골은 매우 귀하고 신비로운 약재였음을 방증한다. 그러나 우리나라로 치면 고구려, 신라, 백제의 삼국시절에 나온 책들인 《신농본초경》이나 《상한론》 같은 책이 조선 초인데도 아직 궁궐에도 입수되지 않은 데 대한 의구심을 갖게도 한다.

용골은 효능이
뛰어난 한약재

한약재로서의 용골은 무거운 성질이 있어質重 차분하게 가라앉히고 신경을 안정시키는 작용鎭驚安神이 뛰어나다. 가슴이 두근거리거나 불면증에 시달릴 때 쓰이고, 간질병 등의 정신병 치료에도 쓴다. 간의 음이 허하고 양기가 과다한 것을 평정하는 작용平肝潛陽이 있어 중풍병과 각종 어지럼증의 치료에 쓰인다. 잘 끌어 모으는 성질收斂苦澁을 이용하여 밖으로 흘러나가거나 흘러내리는 제반 질병滑脫諸症, 즉 유정遺精 붕루 대하 혈뇨 허한증虛汗症을 치료한다. 또 생채기에서 새살이 잘 돋아나게 하는 작용生肌斂瘡이 있어 주로 외용약으로도 많이 쓰인다.

야생동물은 아플 때
무얼 뜯어먹을지 본능적으로 안다

문제의 기사에는 "마을 주민들은 칼슘 성분이 풍부한 공룡 뼈를 때로는 다른 재료와 함께 고아 어지럼증이나 다리에 쥐가 나는 증세를 보이는 어린이에게 약으로 먹였으며 때로는 갈아서 고약처럼 만들어 골절상 등 부상부위에 직접 붙이기도 했다"고 하는 구절이 나온다.

의학적으로 체계적인 진단을 거치지는 않았지만 기자 말마따나 중국의 시골 무지렁뱅이(?) 주민들이 이 용골을 민간의학적인 단방요법單方療法으로 너무나도 적확하게 이용하고 있다는 게 놀라울 뿐이다. 야생동물이 급작스러운 복통설사를 만났을 때 그들 종만이 아는 야생풀을 찾아 뜯어 먹는 동물적인 본능과 다를 바 없다 하겠다.

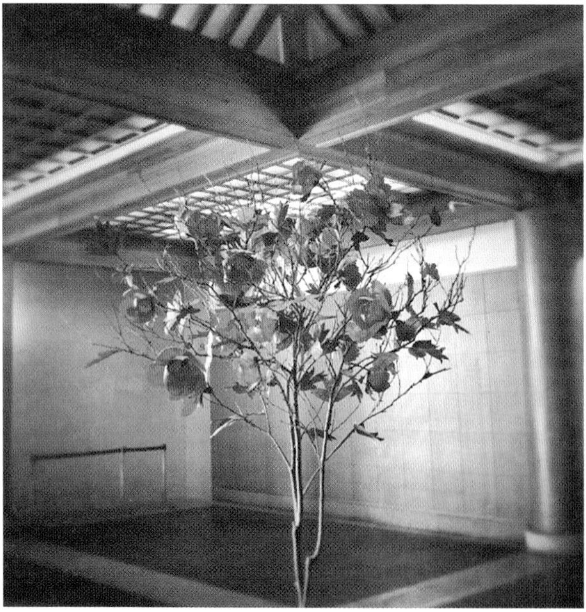

동충하초가 뭐길래 이웃간에 총질까지? : 곤충의 미라에서 피어나는 생명의 버섯

겨울에 벌레였다가, 여름에 풀로 변하는 불로장생약

최근 중국 사천성에 사는 5백여 명의 티베트인들이 무력충돌을 벌여 세계를 깜짝 놀라게 했다. 중국《명보》明報의 보도에 의하면, 이들은 반자동 소총과 수류탄까지 동원하여 할리우드 액션영화를 방불케 하는 격렬한 전투를 벌였다고 한다. 군인도 아니고 평범한 이웃마을 주민들 간에 벌어진 싸움에서 6명 이상이 죽고 110명이 부상을 입었다고 하니 전투의 치열함을 짐작케 한다.

이들이 이렇게 사생결단을 하고 싸운 건 순전히 동충하초冬蟲夏草라는 약초 때문이었다고 한다. 동충하초는 '겨울에는 벌레로 있다가, 여름에는 풀로 변한다'는 뜻을 가지고 있는 버섯의 일종이다. 야생인삼, 녹용과 더불어 중국 한의학에서 3대 보물三寶로 평가받는 진귀한 약재다. 특히 최근 중국 졸부들의 투기대상 4가지가 있는데 보이차普洱茶와 희귀난초, 고가 미술품과 더불어 동충하초가 그 리스트에 포함된다. 이를 두고 일부 언론에서는 17세기 네덜란드에서 있었다는 튤립 투기열풍에 견주기도 한다. 당시에 동인도회사를 통해 경제대국으로 떠오른 네덜란드의 부호들이 터키산 희귀 튤립의 뿌리를 구하는 데 혈안이 되었고, 그 결과 튤립 한 뿌리의 가격이 현재 가치로 1억 원이 넘었을 정도였다고 한다.

손오공이 서역에서 구해다
당 태종에게 바친 희귀 약재

동충초 혹은 충초라고도 불리는 동충하초는 옛날부터 불로장생의 묘약으로 불렸다. 진시황과 양귀비도 애용했다고 하며, 중국의 황제나 왕이 죽으면 옥으로 만든 동충하초 모양의 조각을 부장품으로 같이 묻어주기도 했다는 말이 있다. 우리가 잘 아는《서유기》西遊記에도 손오공과 저팔계가 삼장법사의 명을 받아 천신만고 끝에 서역까지 가서 한혈마汗血馬, 화전옥和田玉, 천산설련天山雪蓮 등과 함께 동충하초를 구해 와서 당 태종 이세민에게 진상하는 장면이 나온다.

그러나 신화나 전설, 소설 같은 픽션류에서 희귀식품으로서가 아니라 약재로서 동충하초가 실제 의학서적에 처음 등장하는 것은 상당히 후대의 일이다. 18세기 후반인 1757년 청나라 건륭 22년에 나온 오의락吳儀洛의《본초종신》本草從新에 처음 보인다.

등소평이 장수하고,
황영조 금메달 따게 한 정력제

오랜 역사를 가진 중국의 침술이 서방세계에까지 널리 알려진 것이 닉슨의 중국 방문 때문이었다면, 동충하초의 홍보는 험난한 중국현대사의 격랑을 헤치고 오뚝이不倒翁처럼 우뚝 선 작은 거인, 덩샤오핑鄧小平의 공이 크다. 덩이 93세로 장수한 원동력이 동충하초의 장복長服에 있다고 알려진 까닭이다. 또 1990년대 초 경이적인 기록을 세웠던 중국 육상팀 마군단의 체력도 동충하초로 관리했다. 우리나라에서도 마라톤 황영조나 이봉주 선수 등이 체력강화제로 사용하고 있고, 2002년 당시 한일 월드컵 축구대회에서 세계 4강의 신화를 세웠던 한국 월드컵 대표선수들에게도 전달된 바 있다.

고산지 설산雪山의
눈이 녹자마자 채취한 야생이 최고

동충하초는 원래 균의 상태로 곤충들이 활발하게 활동하는 봄, 여름, 가을에 살아있는 곤충의 호흡기나 소화기, 관절 등을 통해 체내로 침입하여 기생하면서 숙주의 영양분을 다 빨아먹어 숙주를 죽이고 겨울을 난 뒤, 그 이듬해 봄, 미라 상태가 된 숙주의 시체에서 피어나는 버섯의 일종이다. 중국 사천, 서장티베트, 운남, 귀주, 감숙, 청해성 등지에 분포한다. 해발 3천에서 4천 미터의 고산지대에 야생하는 자연산을 최고로 친다. 최근 각국에서 인공배양에 성공, 대중적인 건강식품이 되었다고는 하나, 인삼과 산삼의 경우처럼 자연산과 인공 재배한 동충하초의 가격은 비교가 안 될 정도로 차이가 크다.

특히 자연산 동충하초는 원래부터 채취하기가 쉽지 않은데다가, 고산지 눈 쌓인 산에서 눈이 녹자마자 채취해야 하고 티베트지역에서는 오래 전부터 이의 채취를 금지해왔다. 더구나 기후의 변화로 생산량이 급감하여 가격이 폭등했다. 홍콩에서는 예전에 한 냥一兩=3.75g에 인민폐로 1,400위엔元 하던 것이 2,200위엔까지 치솟았다고 한다. 1kg에 우리 돈 약 5백만 원에 해당하는 액수다.

자식 입에 밥 들어가고,
제 논에 물 들어가는 게 가장 즐겁다?

사정이 이러한데도 이번에 사건이 터진 중국 사천성 지방정부에서는 성내에 거주하는 티베트인 내부의 자치와 관련된 문제라고 여겼는지, 경계선 구획을 요구하는 해당 지역 주민들의 거듭된 중재요청에도, 나 몰라라 오불관언吾不關焉의 자세로 수수방관해 사태를 확대시킨 측면도 있다 한다. 이렇게 귀하고 값비싼 약재가 야생하는 지역의 마을에 경계가 불분명한데도 싸움이 안 난다면 그게 오히려 이상한 법이다.

우리나라 속담에 "제 자식 입에 밥숟갈 들어가는 것과, 제 논에 물 들어가는 것 구경보다 더 즐거운 구경은 없다"했다. 오죽하면 아전인수我田引水라는 말까지 생겨났겠는가. 옛날 우리나라에 수리관개 사업이 제대로 되지 않아 천수답天水畓이 대부분이던 시절에 제 논에 물을 대기 위해 이웃사촌 간에 혹은 형제 간에 살인까지 일어나는 일이 있었음을 우리는 알고 있다.

당뇨병 치료제와 항암제로도 각광받는 '히말라야 비아그라' 동충하초

동충하초의 화학적인 성분은 다음과 같다. 수분이 10.84%이고 지방이 8.4%, 조단백 25.32% 탄수화물 28.90% 회분 4.1% 이며 비타민 B_{12}가 100g당 0.29mg이 함유되어 있다. 지방성분은 포화지방산이 13%, 불포화지방산이 82.2%다.

현대적인 약리작용을 보면 기관지 평활근을 확장시켜 숨찬 증상을 완화시키는 평천平喘작용이 있다. 심혈관 방면에서도 혈압을 강하시키는 작용이 있다. 또한 소화관腸管과 자궁평활근의 활동을 억제하는 작용도 한다. 특히 근자의 연구에 의하면 각종 항균작용과 아울러, 혈당을 내리는 작용이 있고, 특히 인체항암 능력을 증진시킨다는 보고가 있어 항암제로 각광을 받고 있다.

한의학에서는 동충하초가 맛이 달고실제로는 무미(無味) 성질이 따뜻하여 신양腎陽이 부족해서 생기는 제반 증상, 즉 유정遺精이나 임포텐츠, 허리와 무릎이 시큰거리고 아픈 증상에 효과가 좋다고 본다益腎陽之平補佳品. 동충하초가 정력제로 소문이 난 배경이기도 하다.

동충하초는 또 폐장의 기肺氣가 모자라고, 폐음肺陰이 손상되어 생기는 각종 만성 기침이나 천식, 폐결핵 등으로 해서 생긴 피가래 등을 삭히는 효능이 있다. 폐장의 기능을 보하여 되살리는 게 근원적인 치료補肺治本라면, 기침과 피가래를 없애는 것은 현상적인 증상의 치료止血化痰治標라 하겠다. 중국 육상팀이나 우리나라 마라톤선수, 축구선수들이 동충하초를 찾는 이유다.

허열이 있거나 감기환자는 신중하게 써야

한편 동충하초는 그 약성이 평이하고 완만하여 너무 세지도 않고 건조한 성질도 없어서不峻不燥 기본적으로 각종 우리 몸의 저항력과 면역력이 떨어져서 생기는 허손성 질병의 치료에 능하다. 특히 우리 몸의 정기를 담당하는 신장과 폐장의 기능을 동시에 북돋우는 데益腎補肺 적합하다. 원래 신은 정腎精을 담당하고, 폐는 기肺氣를 담당하며 상호 상생공조하는 측면이 있다精氣同助. 성질이 평이한 만큼 병을 치료하고 아직 체력이 회복되지 않은 상태에서, 기력이 떨어진 관계로 가만히 있어도 무던히 땀이 나거나自汗 추위를 타는畏寒 등의 증세에는 오랜 동안 복용하여야 효과를 볼 수 있다.

《현대실용중약》現代實用中藥에 의거해서 정리해보면 동충하초는 폐결핵, 노인들이 쇠약해져 생기는 만성 기침, 기관지 천식, 토혈吐血, 자한, 식은땀盜汗에 효험이 있다. 또 빈혈허약, 임포텐츠, 유정, 노인들이 추위타기畏寒나 눈물이나 침이 많이 흐르는涕多漏出 등의 증세에도 사용한다. 동충하초의 약성이 비록 평이하다고는 하나, 음이 모자라 허열이 생긴 병증陰虛火旺症 환자나, 병사病邪가 체표에 머무는 각종 표증表證, 예컨대 감기환자 등에게는 함부로 사용해서는 안된다. 동충하초가 체표에 머무르고 있는 사기를 체내로 끌고 들어갈引邪入陰 우려가 있다는 것이다.

한국사람들이 티베트인들의 무력충돌을 부추겼다고?

중국 〈글로벌 타임즈〉環球時報는 근착 네팔 르포 기사에서 "수많은 한국인 수집상이동충하초 때문에 이곳으로 몰려온다"는 현지인의 말을 인용하고 있다. 러시아와 캐나다, 호주, 뉴질랜드, 중국 연변 등지를 누비며 녹용 값을 올리고 웅담의 불법채취에 한몫하고 있는 일부 한국인들과 상인들. 동남아 등지를 돌며 뱀 등을 비롯한 혐오식품 시식으로 국제적인 추태를 연출하는 사람들. 그들이 이제는 동충하초의 값을 올리는 데 열을 올리고 있다는 소식을 접하니 씁쓸한 마음을 감출 길 없다.

좀 과장해서 거칠게 말하자면, 몸에 좋다면 바퀴벌레도 마다 않을 거라는 일부 한국인의 빗나간 보신열풍, 탐욕적인 정력제 추구가 중국내 티베트인들의 무력충돌로 인한 간접살인까지 유발하는 아이러니한 상황이 연출되고 있는 것이다.

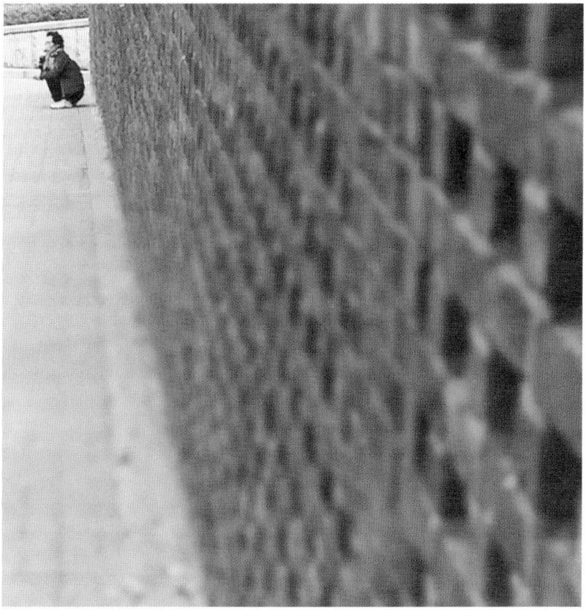

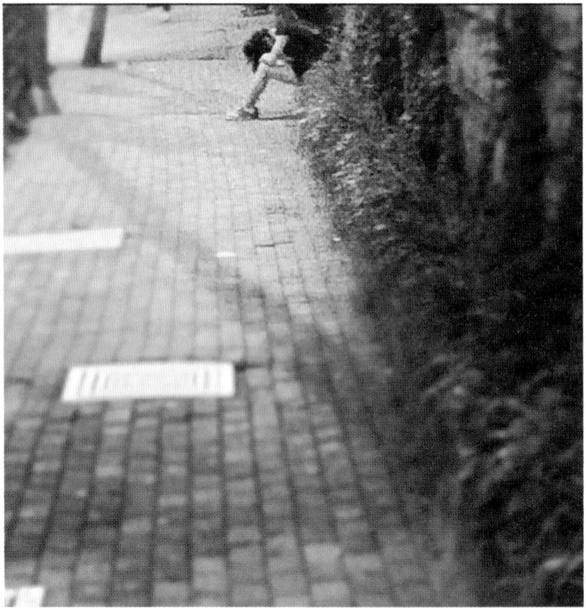

춥다고 감기에 걸리는 게 아니라고요?

추운 데 오래 있으면 감기 걸릴 확률 높아질까?

환절기에 일교차가 심한 날씨가 계속되면서 요즘 주위에 감기로 고생하는 사람이 늘고 있다. 서양의학에서 원래 감기는 각종 감기바이러스가 코나 인후부에 들어가 급성으로 염증을 일으키는 상호흡도 감염증을 말한다. 코가 막히거나 콧물 재채기가 나고 인후에 통증이 생긴다. 발열과 오한, 몸살을 동반하기도 한다. 바이러스 침입에 대한 인체의 방어적인 반응이다.

우리는 통상 추운 데 오래 있으면 감기에 걸릴 확률이 높아진다고 생각한다. 우리의 경험도 이를 뒷받침한다. 이러한 우리의 믿음은 어디까지가 진실일까. 미국 텍사스대학의 한 연구팀이 설문 조사한 결과에 따르면, "응답자의 절반 이상이 겨울에 외투를 입지 않거나, 젖은 머리로 바깥에 나가면 감기에 걸린다고 생각했다. 또 60% 정도의 사람은 추운 기후가 감기에 걸리게 한다고 믿으며, 10% 이하의 사람만이 사람에서 사람으로 전염되는 바이러스에 의해서 감기에 걸린다고 정확하게 대답했다"고 한다데이비드 나이븐 《건강콘서트》.

위에서 말한 것처럼 서양의학에서는 감기가 바이러스의 전염에 의해서 발병한다고 본다. 또 바이러스는 콧물이나 침에 많이 증식한다. 따라서 콧물을 닦은 손으로 타인과 악수를 하거나, 그 사람이 만진 물건을 타인이 만지면 전염이 된다. 또 타액 속에도 바이러스는 증식하는데 대화 도중에 침이 튀기면 호흡기를 통해서 옮기기도 한다.

감기 예방은
손 씻는 길밖에 없다고?

원래 감기나 독감의 치료제는 없다. 감기 바이러스는 수백 수천 종이나 되기 때문에 특정한 감기바이러스를 잡는 약품이 나온다고 해도 또 다른 변종이 나타나기 마련이다. 따라서 바이러스의 전염에 노출되기 쉬운 손을 자주 깨끗이 씻는 것만으로도 감기나 독감은 크게 예방된다고 서양의학자들은 주장한다. 커다란 예방책이자 거의(?) 유일한 예방책이기도 하단다.

맞는 말이다. 감기라는 질병을 바이러스에 의한 상호흡도의 감염이라는 협의의 틀에 가두어 규정지을 경우에 말이다. 그래서 이런 결론을 낸다. "흔히 감기약이라 부르는 것은 감기를 치료하는 게 아니라 감기의 결과로 나타나는 콧물, 기침, 근육통 등을 완화시킬 뿐입니다."
그런데 이 경우에 반드시 토를 하나 단다. 바이러스의 침투를 100% 완벽하게 막는 것은 불가능하니까 충분한 휴식과 안정을 취하여 바이러스에 대한 면역력을 키워야 한다고.

자, 텍사스대학의 조사결과처럼 감기는 바이러스에 의해 전염될 뿐 온도와 상관이 없기 때문에 감기가 추워서 걸리는 것이라는 믿음은 전혀 의학적인 근거가 없다고 결론지을 수 있을까.

"아니다!"라는 게 동양의학의 대답이다. 오히려 몸에 좋지 않은 사기邪氣가 우리 몸의 정기正氣보다 더 성盛하게 되면 질병에 걸린다고 본다. 정기는 질병에 걸리지 않거나 혹은 질병에 저항할 능력, 즉 일종의 면역력免疫力 내지는 항병력抗病力이라고 볼 수 있다. 선천적으로 허약체질이거나, 과로 등으로 심리적 육체적 스트레스를 많이 받은 경우 등 몸의 정기가 부족하면 외부의 사기가 침범하는 내재적 원인이 된다.

사기는 자연계의 기후가 정상적인 규율을 벗어나는 경우다. 이를 일러 사시부정지기四時不正之氣라고 한다. 이는 다시 육음六淫과 유행성 병독時疫病毒으로 나뉜다. 육음은 풍한서습조한風寒暑濕燥熱의 여섯 가지 병사病邪의 종류를 말한다. 차가운 공기나 찬 바람은 한사寒邪나 풍사風邪라고 하며 이 둘을 합하여 풍한사기風寒邪氣라 한다. 물론 바이러스나 인플루엔자도 사시부정지기에 속한다.

바이러스가 아니라
면역력이 문제다!

감기를 한의학에서는 찬바람에 상했다 하여 상풍傷風이라고도 한다. 추운 데 오래 있게 되면 풍한사기의 침범을 훨씬 더 예민하게 많이 받는다. 자연히 우리 몸의 정기, 즉 면역력이 많이 떨어진다. 이런 상황은 바이러스가 활동하기 가장 좋은 상황이 되는 것이다.

감기가 바이러스의 침투에 의해서 이루어진다는 사실을 알고 있으면서 바이러스가 활동하기 최적인 상황에 장기간 노출되고도 감기가 안 걸리기를 바란다면 바보가 아닐까?

아직도 "감기는 바이러스에 의해 전염될 뿐 온도와 상관이 없기 때문에, 감기가 추워서 걸리는 것이라는 믿음은 전혀 의학적인 근거가 없다"고 주장하고픈 사람은 추운 겨울날 혹은 아침저녁 일교차가 매우 심한 날 저녁에, 손을 깨끗이 씻고, 샤워를 하고 머리도 채 마르기 전에 대문 밖에 몇 시간 서 있어본 뒤에 말하라. 유치원생 어린이와 같이 서 있으면 더욱 훌륭한(?) 비교 실험이 될 것이다.

"오뉴월에는 개도 감기에 안 걸린다"는 말의 타당성

"그건 추위에 노출된 결과이지 추위가 감기의 원인이 아니라는 사실을 뒤집을 수는 없다"라는 말은 감기를 상호흡도 감염으로만 한정시키는 제한적인 범위 내에서는 틀린 말은 아니지만 자신의 주장이 얼마나 임상적 실효성을 떠난 실험실이나 도서관 안의 탁상공론인가를 자인하는 말이다. 감기는 재채기, 콧물, 기침, 근육통을 포함한 종합적인 전신증상으로 이해해야 한다. 그 발병원인인 상호흡도 감염이라는 측면만 강조해서 보니 그런 말이 나오는 것이다.

우리 주위에 바이러스나 인플루엔자는 아닌 말로 천지에 널려 있다. 건강한 몸 안에도 인플루엔자나 바이러스는 드나들고 있다. 다만 그 바이러스에 저항할 힘이 인체에 얼마나 있느냐, 즉 면역력이 어느 정도인가에 따라서 감기에 걸리느냐 안 걸리느냐가 결정되는 것이다.

감기 바이러스는 원래 열에 약하다. 저온을 선호한다. 또 기온이 낮은 경우에는 우리의 면역력이 떨어질 확률이 훨씬 높아진다. 사람들이 그래서 원래 기온이 낮아 신진대사가 떨어지기 쉬운 겨울이나 기온이 떨어지는 환절기에 감기가 더 잘 걸리는 것이다. "오뉴월에는 개도 감기에 안 걸린다"는 우리 속담은 이러한 우리 조상들의 경험을 반영한 것이다.

동양의학에서는 정기正氣의 작용을 매우 강조한다. 동양의학의 바이블이라 할 《황제내경》黃帝內經 〈소문〉素問에는 이런 말이 나온다. "사기가 기승을 부리는 것은 반드시 그 기가 허하기 때문이다. 정기가 굳건하게 자리 잡고 있으면 사기가 감히 넘보지 못한다."正氣存內, 邪氣不干 이처럼 바이러스가 우리 몸의 병인病因으로 작용하느냐의 여부는 인체와 환경의 총체적인 상관관계에 따라 결정된다. 오히려 바이러스의 존재유무가 아니라 우리 몸의 면역력의 여부가 더 중요한 결정요소라고 본다.

그런데 서양의학에서는 바이러스에만 크게 주목하고 몸의 면역력은 단순한 종속변수 정도로만 취급하니 치료법이 손 씻는 길밖에 없다는 결론이 나오는 것이다. "감기는 치료받으면 7일, 안 받으면 일주일이면 낫는다"는 우스갯소리 역시 이런 인식에서 나오는 말이다.

곰팡이의 근본적인 제거는 항균제가 아니라 습기제거에 있다.

평소에 육체적 심리적 스트레스 관리를 잘 하여 몸에 무리가 가지 않았다면, 그리하여 급격한 기후변화에 노출되지 않고 쾌적한 환경에서 지낸다면 감기가 걸릴 리 만무하다. 사기의 제거祛邪, 즉 바이러스의 제거와 정기를 북돋우는 일扶正, 즉 면역력의 증가는 같이 돌보아야 할 대등한 요소다. 인과관계나 주종의 관계가 아니라는 말이다. 이점이 동서의학이 가진, 작아 보이지만 큰 차이를 만들어내는 분기점分岐點 중의 하나일 것이다.

비근한 예를 들자면, 어느 특정 장소에 곰팡이가 많으면 그 곰팡이를 제거하기 위해 항균제를 마구 뿌려대더라도 그 약품의 효력이 다하면 다시 곰팡이는 되살아난다. 곰팡이가 피지 않게 그 장소의 습기를 모두 없애면 곰팡이는 살고 싶어도 살 수가 없는 것이다. 주위에 칼이 쌓여 있다고 해서 그것이 모두 사람에 상해를 입히는 흉기가 되는 것은 아니다. 우리가 이용하기에 따라 몸을 유익하게 하는 맛있는 요리를 만드는 주방용 칼도 되는 것이다.

우리는 우리가
보고 싶은 것만 본다

줄기세포를 이용하여 조직과 장기까지 재생해낼 정도로 과학이 일취월장의 기세로 발전하고, 각종 불치병까지 하나하나 정복해가는 서양의학의 발전은 실로 눈부시다. 허나 가벼운 감기 하나, 혹은 설사나 변비 하나 쉽게 못 고치는 아이러니가 상존尙存하는 것은 사물을 종합적으로 보지 못하고 한쪽만, 특히 자신이 보고 싶은 면만 보려는 고정관념 때문이 아닐까 한다. 빛의 이중성 이론을 통해 알려진 것처럼, 빛은 입자의 성질도 갖고 있고, 파동의 성질도 갖고 있는데, 우리가 어떤 마음을 갖고 보느냐에 따라 입자로도 보이고 파동으로도 보이는 것처럼 말이다.

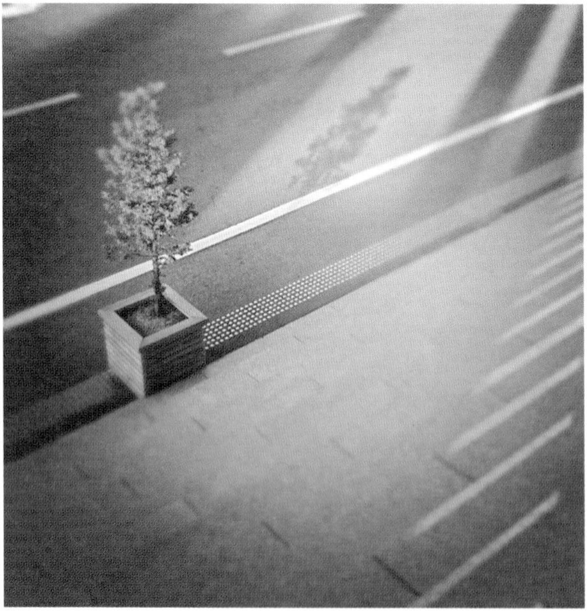

"인삼 먹느니 차라리 마늘 먹으라!" 人蔘不如吃大蒜

한 손엔 쑥, 한 손엔 마늘 든 중국판 웅녀 탄생?

이른바 동북공정으로 불리는 중국의 역사왜곡이 참으로 점입가경漸入佳境이다. 보도에 의하면, 우리 조선족 동포들이 많이 사는 중국 길림성 연길에는 최근 단군신화에 나오는 웅녀를 백의신녀白衣神女라고 이름한 18m 높이의 대형석상 등이 서 있는 공원이 문을 열었다 한다. 이 석상은 한 손엔 쑥을, 한 손엔 마늘을 들고 있다는 것.

마늘은 이미 기원전 15세기, 피라미드 건설노동자들을 위한 스태미너식으로 애용되었다. 기원전 3500년 이전에 존재했던 고대 이집트 선왕조시대 유적에서는 진흙으로 만든 마늘모형이 출토되었다. 당시 마늘은 신에게 바쳐지는 공물이었다. 구약성경에 보면 "우리가 이집트에 있을 때는 공짜로 생선과 외와 수박과 부추와 마늘을 먹은 것이 생각나거늘"하는 구절이 나온다〈민수기〉11:5.

출애굽出埃及, 즉 이집트를 탈출한 유대인들은 곧바로 젖과 꿀이 흐르는 가나안 땅으로 가지 못하고 광야에서 헤맨다. 그들은 굶주리며 고통받는 자유인보다는 힘들더라도 배불리 먹었던 노예시절의 추억에 더 빠져든다. 이런 달콤한 추억이 유대인의 유전인자에 새겨지기라도 한 것일까?

솔로몬, 시바의 여왕에게 마늘 넣은 양고기요리 대접하다

유대왕인 다윗의 아들, 솔로몬은 그를 찾아온 시바의 여왕에게 마늘을 잔뜩 넣은 양고기 요리 등을 포함한 산해진미를 대접한다. 물론 솔로몬의 지혜와 그 치세의 영광을 눈으로 직접 목도하기 위하여 온 만큼, 그녀가 가져온 선물은 금은 보석을 포함한 온갖 진귀한 것으로 가득했었다고 한다. 뜻밖에도 유대인들을 박해한 것으로 유명한 로마황제 네로는, 마늘을 주재료로 한 아욜리라는 소스를 직접 만들기도 했다.

반면 로마의 시인인 호라티우스는 양의 머리를 마늘 소스로 요리한 음식에 배탈이 난 경험을 기록으로 남기고 있다. 북미 퀘벡의 인디언들이 숲에서 자란 야생마늘을 좋아했다는 기록도 있다.

로마제국과 일본제국에 박해받은 유태인과 조선인의 공통점은?

그럼에도 불구하고 마늘을 애호하는 유대인들을 그리스·로마인들은 "마늘 냄새나는 유대인"이라고 조소했다. 일본인들이 우리나라 사람들을 "조센징 닌니쿠 쿠사이", 즉 "마늘 냄새나는 조선인"이라고 놀린 것과 유사하다. 마늘은 파, 부추, 락교 등과 함께 일본 쇼군의 금기 음식이었던 것이다. 지금도 일본의 고급 횟집에 가면 소스에 마늘을 첨가해도 되느냐는 질문을 하는 것도 이 때문이다.

특이한 것은 일본에서 마늘을 닌니쿠라고 하는데, 닌니쿠는 또한 욕된 것을 참고 견디어 마음이 함부로 동하지 않는다는 뜻을 가진 닌니쿠忍辱와 동음이의어다. 또

한편 일본에 얼굴이 순백처럼 희고 아름다운 미인을 두고 "마늘 껍질 벗기듯 한다" 속담이 있는 것처럼 일본인들은 마늘에 대한 선호選好와 금기禁忌라는 양단兩端의 감정을 다 갖고 있다.

이태리 명문 메디치가문의 마리 왕비와 결혼하여 프랑스 음식문화의 새로운 장을 열었다는 평가를 받는 앙리 4세는 마늘을 통째로 씹어먹는 습관이 있어 체취를 십리 밖에서도 맡을 수 있을 정도였다고 한다. "마늘 향기로 세례를 받았다"는 소리를 듣기도 했던 앙리 4세는 실제로 탁월한 정력가로도 유명했다.

우리나라 요리에 파와 마늘이 안 들어간 요리가 있으랴마는, 특이하게도 냄새 때문에 특별대우(?)를 받는 마늘이 오히려 냄새를 없애는 아이러니한 경우도 있다. 〈평안도 온반〉溫飯이 그런 경우다. 온반은 옛날 정월에 세배 오는 사람들에게 대접하는 평안도 고유의 명절 음식으로, 밥에 뜨거운 고깃국을 부은 장국밥의 일종이다. 그런데 이 온반을 만들 때 붓는 고깃국은 소고기 양지머리나 사태를 고아서 만든다. 고을 때 고기의 누린내를 없애기 위하여 찬물에 파를 크게 썰어 넣고 동시에 마늘을 반으로 갈라 넣는다.

마늘에 대한 평가,
문화권과 시대에 따라 극단적으로 엇갈려

조선 태종은 대마도를 지키는 책임자에게 각종 베와 호랑이가죽, 표범가죽 등과 함께 마늘, 밤, 말린 감 등을 하사했다. 이것으로 보아 조선 초만 하더라도 마늘은 꽤 귀한 음식물이었던 것 같다. 그러나 국가의 제사를 지낼 때는 제사를 지내는 집사관執事官이 의정부에 모여서 함부로 술 마시지 않고, 조문이나 문병도 하지 않고, 음악도 듣지 않으며, 파 마늘 부추 염교 등을 먹지 않겠다는 서약을 한다.

단군신화도 이러한 배경에서 나왔겠지만, 옛날부터 우리나라 민간에서 마늘은 쑥과 함께 나쁜 귀신이나 액厄을 쫓는 것으로 믿었다. 그래서 밤에 길을 나서기 전에 마늘을 먹는 습속도 전해진다. 밤길에 마늘을 먹고 하는 트림은 각종 사귀邪鬼나 병귀를 물리치고, 심지어는 호랑이도 도망가게 한다고 믿었던 것이다.

문화인류학적으로 마늘은 그 강한 냄새 때문에 부적이나 벼락을 상징한다. 그러나 영양학적으로 뛰어난 스태미너식이기도 했기에 문화에 따라 혹은 같은 문화권이라도 시대에 따라 이처럼 극단적인 평가를 받고 있다.

명의 화타는 음식물을 삼킬 때 목에 뭔가 걸린 느낌이 있고, 음식물이 잘 내려가지도 않은 열격 환자에게 마늘 2되를 달여 마시는 처방을 했다. 그 환자가 얼마 있다가 뱀을 한 마리 토했다. 토한 뱀을 들고 화타 집에 갔더니 그의 집 벽면 사방에 죽은 뱀이 수십 마리가 걸려있더라는 얘기가 전해온다.

미국 루스벨트 대통령이 팔순 넘어서도 왕성하게 활동했던 비결

미국인들에게 마늘이 많이 알려지게 된 것은 루스벨트 대통령 덕분이다. 팔순이 넘도록 왕성한 활동을 했던 루스벨트 대통령의 건강비결이 무어냐고 묻는 기자들의 질문에 영부인 일리노어 여사가 "수십 년간 마늘을 먹은 덕분"이라고 대답을 하여 1960년대 미국에 한동안 마늘 붐이 일었다고 한다. 독일의 연간 마늘 소비량은 8천 톤이 넘고, 그들은 매년 유럽 마늘의 날 행사를 개최한다. 독일마늘연구소 연구결과에 따르면, 마늘에는 우리 몸에 유익한 물질이 4백 종 이상 함유되어있다고 한다. 마늘을 "혈관 청소부"라고도 부른다. 콜레스테롤을 억제하고, 동맥에 지방축적을 억제함으로써 동맥경화, 심장병, 고혈압을 예방하는 효과가 있기 때문이다. 혈액을 맑게 하는 작용은 비타민 C와 E의 효능과 유사하다고 한다.

마늘의 주요 성분 중에는 스코르디닌이라는 게 있다. 마늘을 스태미너식으로 불리게 하는 강장효과가 있다고 알려져 있는 물질이다. 매운 맛을 내는 성분이 알리신이다. 살균작용이 있어 해로운 물질을 분해, 배출하고 감기를 예방하며, 혈액순환을 촉진시키기도 하고, 암을 예방하는 작용도 한다. 또 알리신이 콩이나 현미, 채소, 생선 등의 비타민을 만나면 알리티아민이라는 물질로 변하는데 체내에 오래 머물면서 피로회복을 돕는 작용을 한다. 마늘은 또한 위액분비를 촉진시켜 소화가 잘 되게 할 뿐만 아니라, 신경세포의 흥분을 진정시켜 스트레스를 해소하는 데 도움을 주기도 한다. 아까 말한 혈액순환 촉진 작용은 손발을 따뜻하게 하고 피부미용에도 도움이 된다.

"마늘은 백번 이로우나 오직 눈에만 해롭다"大蒜百益而獨害目!

중국에서 마늘은 건강을 수호하는 신神으로 불리며, "인삼은 마늘을 먹느니만 못하다"人蔘不如吃大蒜는 속담도 있다. 한의학에서의 공효 역시 현대의학에서 주장하는 효능과 유사한 데가 많다. 마늘은 맵고 성질이 따뜻하므로 잘 흩어주고 잘 통하게 해주는 경향이 있다辛散溫通. 그래서 음식을 잘못 먹고 체했을 때나, 스트레스로 기가 뭉쳐 이를 담당하는 간의 기가 뭉치게 하고 이어서 소화계통에도 영향을 미칠 때 이를 풀어주는 작용을 한다行氣消滯.

위장을 따뜻하게 하며 비장을 도와 소화를 촉진시키는 작용도 한다暖胃健脾. 따라서 뱃속이 찬 사람이 찬 음식을 많이 먹었거나, 추위를 먹어 위장에 문제가 생겨서 나타나는 복통이나 설사 등에 유효하다. 맵고 따뜻한 성미는 나쁜 기운을 몰아내는데辟穢驅邪, 이런 성질을 이용하여 학질과 이질, 곽란 등의 치료에도 쓴다. 또 해독살충解毒殺蟲하는 작용도 있어서 각종 뾰드락지나 치질, 원형탈모증, 생선이나 게를 먹고 식중독에 걸렸을 때 등에 광범위하게 응용하기도 한다.

평소에 마르고 핏대를 잘 내거나 몸속에 화기火氣가 많은 사람陰虛火旺으로서 안구에 질환이 있거나, 구강이나 이빨에 질환이 있는 사람은 조심해야 한다. 또 폐나 위에 열이 많고, 간과 신에 화기가 많고肺胃有熱, 肝腎有火 기혈이 허약한 사람도 금한다. 몸에 열이나 화기가 많은 사람이 역시 열성인 마늘을 먹는다는 것은 불에 기름을 끼얹는 격이다. 특히 안구질환자가 마늘을 장복하면, 몸속의 열을 돋구어 시력저하, 귀 울림, 입 안 건조증, 기억력 감퇴 등의 증상이 나타날 수 있으므로 신중하게 써야 한다. 그래서 중국 사람들 사이에는"마늘은 백 번 이로우나 오직 눈에는 해롭다"大蒜百益而獨害目 라는 말이 있다.

"아니 마늘주사에 마늘이 없다고?"

《중국실업지》中國實業誌에는 "산동사람들은 파와 마늘을 날로 먹는 것을 즐긴다"는 기록도 있다. 《본초강목》本草綱目에도 "생마늘은 분심忿心을 돋우고, 구운 마늘은 성심性心을 돋운다"고 했다. 앞서 말한 것처럼 생마늘은 매운맛이라 화기를 돋구어 분노를 유발하는 데 반해, 구운 마늘은 단맛으로 변하기 때문에 훌륭한 스태미너식이 된다는 말이다. 이런 관념은 불가와 도가에서도 받아들여졌다. 《능엄경》楞嚴經에도 위에 나온 말처럼 "익혀서 먹으면 발음發淫하고 생으로 먹으면 마음 속에 화를 만든다"했다. 자극성이 강한 다섯 가지 채소를 오훈채五葷菜라고 한다. 오신채五辛菜라고도 하는데 불가에서는 마늘, 달래, 무릇, 김장파, 실파를 말한다. 도가에서도 마늘, 무릇과 함께 부추, 자총, 평지가 이에 속한다. 이들 음식은 성욕을 강화시키거나 분노를 유발한다 하여 수행과정에서 먹어서는 안되는 금기음식이었다.

요즘 시중에는 상업적 목적으로 만들어진 구운 마늘 등 각양각색의 마늘이 정력제의 대명사인 양 팔리고 있으나, 우리 국민이 음식을 통해 섭취하는 마늘의 양이 독일 국민의 그것과는 비교도 안 될 만큼 많은데, 굳이 따로 약처럼 먹을 필요는 없을 것 같다. 통상적으로 한식을 위주로 하는 우리나라 사람들은 채소를 워낙 많이 섭취하기 때문에 입맛을 돋구기 위해서가 아니라면 굳이 서양 사람들처럼 생야채를 샐러드로까지 해서 먹을 필요가 없는 것과 마찬가지다.

이런 마늘 바람을 타고 요즘 유행하는 마늘주사는, 실제 마늘을 주사액으로 만든 것이 아니고 비타민 B-1을 주성분으로 하는 주사제다. 맞고 나면 입에서 마늘냄새가 난다고 하여 붙여진 별명이다. 일부 의사들이 장삿속으로 처방을 남발하는 모양인데, 약효도 터무니없이 과장되어 있다는 게 의약학계의 보고다. 더구나 비타민 B-1은 우리가 많이 먹는 쌀밥과 돼지고기, 소고기에 많이 함유되어 있는데 그걸 굳이 주사로까지 맞을 필요는 없다.

"우주선에서 소변도 재활용했다"는 과학자 이소연 씨

"매일 아침 나는 내 소변을 마신다"던 전 인도 수상

"소변도 아까워서 여과한 뒤에 음식물을 데우는 데 사용했습니다. 처음에는 좀 찝찝했지만 곧 익숙해졌어요." 소유즈호를 타고 우주탐험을 한 과학자 이소연 씨는 이렇게 말한다. 광활한 우주공간에서 물이 제일 귀한 필수품의 하나다. 당연히 물을 아끼기 위한 묘안이 백출한다. 물이 필요 없는 샴푸나 치약은 기본이고 샤워할 때도 스펀지에 물을 살짝 묻혀 닦아낸다고 한다. 상황이 이럴진대 소변 한 방울도 금값이다.

그러나 젊은 과학자 이소연 씨는 동서를 막론하고 소변이 옛날부터 약재로 사용된 역사는 모르고 있는 것 같다. 물론 삼풍백화점 붕괴사건이나 중국 사천성의 대지진으로 인한 생존자 가운데 자신의 오줌을 받아먹어가며 버텼다는 비상시의 예는 차치한다.

높은 계단을 뛰어다닐 정도로 건강해서 99세까지 장수를 누렸던 M. 데사이 전 인도수상은 1977년 타임지와의 인터뷰에서 "매일 아침 나 자신의 소변을 마셔서 건강을 유지한다"고 밝혀 세상을 놀라게 한 적이 있다. 이른바 요로법尿療法이

구미 각국의 일반인들에게까지 널리 알려지게 된 계기다. 물론 독일에서는 1930년대에 이미 요료법이 처음 시행되었다는 기록이 있다.

옹정황제도 영조대왕도 복용한 소변으로 만든 약재 추석환秋石丸

약왕藥王이라는 별명으로도 불렸던 당나라 명의 손사막孫思邈은 《천금익방》千金翼方에서 소변을 "외과 방면 최고의 약"傷科之仙藥이라 했다. 명나라 이시진李時珍도 《본초강목》本草綱目에서 소변을 이용해 고칠 수 있는 40여 종의 질병을 들고 있다. 청나라 이백원李佰元의 《남정필기》南亭筆記에 보면 옹정황제는 당시 예부상서가 진상한 소변으로 만든 약재인 추석秋石을 복용하고 있다. 조선시대 영조대왕도 추석환秋石丸이라는 탕약을 들었다는 기록이 있다. 주은래周恩來 전 중국총리의 주치의를 맡아 이름을 날렸던 명의 포보주浦輔周 교수도 이미 1930년대에 소변을 이용한 임상실험을 하여 그 효과가 범상치 않음을 보고하고 있다.

윤회주, 환원탕으로도 불리는 생명의 물

자신의 체내에서 나온 것을 받아 마시면 이것이 몸 속을 돌아 생리적으로 활성화하는 기능이 있다 하여, 약재로서의 소변을 윤회주輪廻酒라고도 한다. 온갖 병을 고쳐 원래의 건강한 몸으로 되돌려 놓는다고 환원탕還元湯이라고도 한다. 정신이 되돌아오게 할 정도로 좋은 약이라 하여 환혼주環魂酒라고도 한다. 청나라 말기 명의 당용천唐容川은 소변을 마시고 몸이 회복되어 기운이 펄펄 나는 모양이 흡사 용이 돌아온 것 같다 하여 회룡탕回龍湯이라 불렀다. 요료법 연구의 전문가로 알려진 J. F. 암스트롱이 '생명의 물'이라고 부른 것과 상통한다.

원래 소변은 사람이 섭취한 곡식의 오미五味가 소모된 것이기에 그 성질은 서늘하다고 본다. 또 위로 치받고 올라오는 기운을 아래로 잘 끌고 내려가는 성질이 있다. 무쇠솥에 물을 붓고 장작불로 데우고, 나중에 물이 넘쳐 솥에 물이 얼마 남지 않게 되면 솥 자체가 벌겋게 달아오르는데 이때 솥에 갑자기 찬물을 많이 붓거나 하면 자칫 솥이 깨질 수도 있다.

이런 상황을 사람에 비유하면 음허내열陰虛內熱이라 한다. 신체에 음액과 진액이 모자라 생긴 열이 주로 상부로 치고 올라오는 형세다. 이럴 때는 솥에 조금씩의 물을 서서히 흘려 넣으면서 아궁이의 장작도 좀 빼내어 열기도 조금씩 줄여 나가야 한다. 음액을 보충하며 열을 하부로 끌고 내려가는 치법이다. 이른바 자음강화滋陰降火의 치료방법이다.

몸이 허약해지면서 가래에 피가 섞여 나오거나 코피를 쏟기도 하고 출산 후에 어혈로 인한 통증, 각종 타박상 등에 신선한 소변을 받아 따뜻하게 1~2잔을 마시거나, 탕약 속에 넣어 마신다. 소변에는 어혈을 흩어버리고 피를 멎게 하는止血散瘀 효능도 있기 때문이다.

사람의 태반, 젖人乳, 소변은 목숨 구하는 3대 보물

그래서 옛날부터 의가에서는 자신의 소변童便과 사람의 젖人乳 그리고 사람의 태반胞衣 이 세 가지를 일러 "목숨을 구하는 지극히 귀한 보배"接命之至寶라 했던 것이다. 옛날 초등학교나 중학교 남자 화장실에는 제약회사에서 수거용으로 만든 소변통이 따로 놓여있기도 했다. 유로키나아제라는 혈전제거성분을 추출하여 뇌나 심혈관 계통의 질환 치료제를 만들기 위해서였다.

옛날 중국 광동성에서는 단순절도범 등 경범죄자를 잡아다가 자신의 소변을 강제로 먹이는 처벌이 유행했다고 한다. 문외한들은 단순한 혐오성의 야만적 처벌 행위 정도였으려니 하겠지만, 의학적 효능의 측면에서 보면 그들에게 보약을 먹인 셈이었으니 아이러니가 아닐 수 없다.

소변도 지문指紋처럼 백인백색, 온갖 정보 갖고 있다

사람들이 상식적으로 생각하는 것과 달리 대변은 배설물이지만, 소변은 단순한 배설물이 아니라 체내 분비물이다. 95%가 신장에서 여과된 물로 조성된다. 혈액의 분신分身이라는 별명처럼 맛은 혈청과 같이 짜고, 면역항체 등 혈청성분과 대사작용의 균형을 조절하는 호르몬이 들어있다고 한다.

일본인 의학박사로《요로법의 놀라운 효과》尿療法 驚くべきこの效果라는 책을 쓴 고故 나카오 요이치中尾良一 씨의 가설에 의하면, 건강한 사람의 오줌에는 미량의 활성물질이 들어있어 체내 대사를 활성화시키는 작용을 한다.

특히 지문처럼 사람마다 뚜렷이 구별되는 체내의 각종 정보를 갖고 있어, 소변이 다시 몸 안으로 들어와 목을 통과할 때 목 점막에 있는 센서가 이런 정보를 분석하고 이 결과가 뇌에 전달되어 몸이 자신의 병을 재인식하게 되어서, 몸의 자기치유력이 증강되는 피드백 효과가 생긴다는 것이다.

'소변마시기=닭의 피 주사맞기' 라구요?

그러나 비판의 소리도 만만찮다. 서양의학을 전공한 중국의 어떤 의사는 요료법尿療法을 마치 만병통치나 되는 것처럼 과장하고 있다면서 요즘 세태를 격렬하게 비판한다. 그는 요료법을, 청나라말기 중국인민들의 미신적인 사회상을 비판적으로 묘사한 내용을 담은 노신魯迅의 풍자소설 〈광인일기〉狂人日記을 끌어대어 비난한다. 이 소설은 폐결핵 환자가 이를 고치기 위해 사형 당해 죽은 죄수의 피를 만두에 묻혀 먹는다는 다소 황당한 내용을 담고있다.

또 닭의 피를 몸에 주사하면 만병통치나 되는 것처럼 맹신하여 너나 할 것 없이 닭의 피를 주사받던, 1970년대 중국 문화혁명기에 유행하던 이른바 계혈요법鷄血療法이라는 황당무계한 풍조에 빗대어 비판하기도 한다.

맹목적으로 소변을 받아 마셔서도 아니 되겠지만盲目喝尿不可取 이미 여러 나라에서 동서의학을 전공한 많은 의사나 과학자들이 검증에 뛰어들고 있으니, 그렇게 함부로 논단論斷하지 말고, 동서양의 학자들이 협력하여 정확한 약리실험과 임상실험을 거치는 엄정한 검증을 통해, 천 년을 전해 내려온 고래의 처방과 치료법에 신뢰도가 더해졌으면 하는 바람이다.

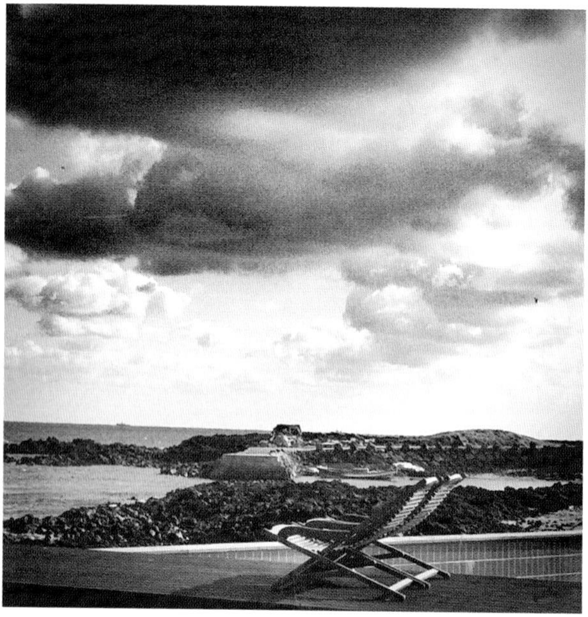

쓰러진 황소도 살려내는 갯벌의 산삼, 낙지

영화 007시리즈의 〈옥토퍼시〉는 문어인가, 낙지인가?

나온 지 좀 오래되었지만 007시리즈 제 13탄은 로저 무어가 주연으로 나온 〈옥토퍼시〉Octopussy:1984라는 영화다. 이 영화에는 옥토퍼시라는 별명을 가진 신비한 여인이 이끄는 서커스단이 나온다. 서커스단원들의 곡예술이 문어 혹은 낙지처럼 유연하다는 데서 얻은 별명인 듯하다. 옥토퍼시는 낙지 혹은 문어로 번역할 수 있다.

최근 2~3년 사이 시리즈로 계속 나오고 있는 영화 〈캐러비안의 해적 2부: 망자의 함〉Pirates Of The Caribbean: Dead Man's Chest: 2006을 보면 뱃사람들 사이에 전해오는 전설 속의 바다괴물 데비 존스가 등장한다. 영화에서 데비 존스는 꼭 문어 아니면 낙지 모양을 한 반인반수半人半獸의 괴물이다.

실제로 서양 사람들은 낙지와 문어를 잘 구별하지 못한다. 우리와 달리 식용하는 경우가 거의 없다. 게다가 서양 신화에서 낙지는 거미나 용을 상징한다. 저승으로 통하는 문을 지키는 수문장을 상징하기도 한다. 용도 동양에서는 황제를 상징하는 상서祥瑞로운 동물인데, 서양에서는 그리 좋은 인상을 가진 동물이 아니다. 서양인들이 문어나 낙지를 먹지 않는 배경일 것이다.

"봄 조개, 가을 낙지"는 옛말…
언제 먹어도 좋은 사철음식 낙지

"봄 조개, 가을 낙지"라는 말이 있다. 겨우내 움츠러들었던 입맛을 돋우는 데는 조개가, 여름철 더위에 지친 몸을 회복시켜주는 데는 낙지가 제격이라는 뜻이다. 특히 꽃낙지라고 해서 가을철 아침저녁으로 선선한 바람이 불 때 갯벌로 올라오는 새끼낙지를 최고로 친다. 그렇다고 다른 철의 낙지를 먹을 수 없는 것은 아니다. 봄에 산란을 해서 발이 젓가락처럼 가늘어진 세발낙지를 회로 먹는 맛도 일품이다. 알다시피 세발낙지의 세는 가늘 세細자다. 솔직히 요즘 같은 글로벌 시대에 국산, 수입산 따지는 것도 어찌 보면 웃기는 발상이다. 바다는 자연 그대로 바다일 뿐이다.

다만 각 나라에서 지도상에 편의상 인위적인 가상의 선을 긋고 영해領海를 표시한 것일 뿐이다. 국제법상의 문제와 자연은 다르다는 말이다. 한국 연해에서 잡힌 낙지나 태평양에서 잡힌 낙지나 다 같은 바닷물을 먹고 자란 것이다. 낙지는 조기와 달리 같은 서해상에서 잡았어도 어디서 말렸느냐에 따라 영광 굴비도 되고 완도 조기도 되는 그런 류의 차이도 없다.

낙지는 머리와 발로만 구성되어 있는 두족류頭足類 팔완목과八腕目科에 속하는 연체동물이다. 장어章魚, 소팔초어小八梢魚, 석거石距, 낙제絡蹄 등으로 불린다. 문어가 대팔초어大八梢魚 물낙지로 불리는 것과 대조된다. 독이 없고 평이한 성질을 띠며 단맛과 짠맛이 같이 있다.

당나라 때 《영표녹이》嶺表錄異에서는"낙지를 말려서 구워 먹으면 맛이 있다" 했다. 송나라 때의 《정화본초》政和本草에는 "오징어와 비슷하나 좀더 큰 편"이라는 기록이 나온다. 명나라 이시진은 《본초강목》本草綱目에서 "생강, 식초와 같이 먹으면 해파리와 비슷한 맛이 난다. 소금을 살짝 발라 구워 먹으면 아주 맛있다"고 말한 적이 있다. 당송시대 이래로 낙지는 건강식과 약용으로 널리 쓰였다는 것을 알 수 있다.

심해의 고려청자도 끌어올리는 강력한 스태미너

《천주본초》泉州本草에 의하면 "낙지는 익기양혈益氣養血한다"고 했다. 기를 더해주고 혈을 함양해준다. 기와 혈을 동시에 보해준다氣血雙補는 좋은 음식이다. 사지가 녹작지근한 게 온몸에 힘이 없고 숨이 찰 때 잘 듣는다. 환자들에게 낙지 죽이 인기가 있는 이유다. 노인들의 기력이 쇠할 때는 물론이고, 일반인들의 스태미너식으로도 좋다. 간의 생성작용을 돕고 신진대사를 왕성하게 하며塡腎精 허리와 사지의 뼈와 근육을 튼튼하게健腰脚 한다. 양기를 보해주고 약성이 화평하여 오래 먹어도 좋다.

19세기 초 일제 강점기, 조선에서 약탈한 고려청자를 가득 싣고 가던 일본 배가 침몰했다. 일본인들은 배의 침몰지점을 잘 알고 있었지만 그 지역이 풍랑이 심하고 바다가 너무 깊어 감히 인양할 엄두도 내지 못했다. 그러다가 한 어부의 아이디어로 낙지를 이용해 보물들을 낚아 올렸다. 낙지다리의 강력한 힘과 빨판의 엄청난 흡입력 덕분에 가능한 일이었다. 우리에겐 유감스런 경우지만, 아마도 선현들은 이런 사례를 반복적으로 관찰한 끝에 낙지에 기를 보하는 성질이 있을 것이라 직관直觀했을 것이다.

쓰러진 황소도 기사회생시키는 갯벌의 산삼, 낙지

정약전이 지은 《자산어보》茲山魚譜에 보면 비쩍 마른 소에게 낙지 서너 마리를 주면 곧 강한 힘을 갖게 된다고 했다. 실제로 남도에서는 지금도 소가 새끼를 낳고 난 후에 혹은 더위를 먹고 쓰러지면 큰 낙지 한 마리를 호박잎에 싸서 던져준다. 이를 받아먹은 소가 기사회생起死回生하듯 벌떡 일어난다고 한다. 바다의 산삼이 해삼海蔘이라면 낙지는 "갯벌에서 나는 산삼"이다.

낙지는 혈액을 만드는 데도 도움이 된다. 산모가 산후에 몸조리할 때 낙지를 넣고 끓인 미역국을 먹으면 좋다. 여성의 생리가 불순하거나 자궁에 출혈이 있을 때도 좋다. 지혈작용도 있고 새 살을 빨리 돋게收斂生肌한다. 그래서 피부병이 있을 경우는 물론이고 일반인, 특히 여성들의 피부미용에도 좋다. 단맛이 보하는 성질이 있다면 짠맛은 굳은살이나 피부병 등으로 튼 살을 부드럽게軟堅하는 작용이 있기 때문이다.

낙지의 주성분은 피로회복 자양강장에 좋은 타우린

현대 약리학·영양학적인 관점에서 볼 때, 낙지의 주요 성분은 타우린과 히시티딘 등의 아미노산이다. 이들은 칼슘의 분해흡수를 돕는다. 나쁜 콜레스테롤을 분해하는 좋은 콜레스테롤을 많이 함유하고 있다. 단백질 분해효소도 풍부하다. 베타인 성분은 낙지 특유의 맛을 낸다. 앞서 말한 타우린은 어느 제약회사에서 그리스로마 신화에 나오는 주신酒神인 박카스그리스명: 디오니소스의 이름을 따서 만든 유명한 피로회복용 드링크제의 주성분이기도 하다.

《자산어보》에는 낙지가 맛이 달콤하여 회, 국, 포 등을 만들기 좋다며 요리방식도 제시한다. 낙지는 성질이 차다. 속이 찬 사람들은 회로 생식하기보다 연포탕軟泡湯으로 하여 끓여 먹는 게 좋다. 맵고 따뜻한 성질의 고추장으로 중화하여 만든 낙지볶음도 괜찮다. 다이어트 효과가 있는 고추장과 함께 요리를 했으니 몸도 보하면서 다이어트도 할 수 있다. 일석이조一石二鳥다. 조리를 할 때 콜레스테롤을 낮추는 표고버섯과 함께 하는 게 음식궁합이 맞다. 너무 가열하면 질겨지므로 샤브샤브 요리를 먹듯이 살짝 익혀 먹어야 한다.

낙지는 술안주로도,
술 깨는 해장국으로도 좋다?

연포탕은 원래 한고조 유방劉邦의 손자로 뒷날 회남왕淮南王에 봉해진 유안劉安의 명으로 만들어진 요리라 한다. 가늘게 썬 두부로 꼬치를 만들어 기름에 부친 뒤에 닭고기 국에 끓이는 일종의 두부전골이다. 그러나 요즘 우리나라에서는 연포탕 하면 낙지 연포탕을 가리키는 것으로 굳어지는 추세다. 낙지를 안주 삼아 술을 마시면 술이 잘 취하지 않는다. 숙취해소 효과도 있다. 낙지 연포탕은 안주로도, 술 마신 뒷날 해장국으로 먹어도 개운한 보기 드문 음식의 하나다.

낙지는 목숨을 버리는 눈물어린 모성애로도 유명하다. 동굴 속 자신들의 거처에 산란하고 부화가 되기까지 4주에서 6주에 이르는 기간 동안 낙지의 암컷은 한숨도 자지 않는다. 먹지도 않고 새끼를 지킨다. 동굴 속으로 새 산소가 많이 유입되도록 자신의 몸으로 부지런히 부채질까지 한다. 그리고 새끼들이 부화하면 말 그대로 불철주야不撤晝夜 식음전폐食飮全廢 끝에 지쳐 쓰러져 그대로 절명絶命한다.

"인삼 먹인 닭"이냐, "새우 먹은 낙지"냐?

우리나라 사람들이 산낙지, 특히 세발낙지를 기름소금이나 초고추장에 찍어 먹는 모습은 자연스런 음식점 풍경이다. 그러나 일반적으로 낙지를 먹지 않는 서구인들이 보면 그야말로 엽기적獵奇的인 아시아인의 모습으로 비춰질 것이다. 〈놀라운 아시아〉의 촬영대상감이다.

일본인 츠치야 가론土屋ガロン이 쓰고 미네키시 노부아키嶺岸信明가 그린 동명의 원작만화를 영화화한 박찬욱 감독의 〈올드보이〉Old Boy:2003는 이듬해 칸영화제에서 심사위원 대상을 받을 정도로 서구에서도 주목을 받았다. 이 영화의 장면 중에 주인공 오대수최민식 분가 산낙지를 한입에 삼켜서 씹는 장면이 나온다. 우리가 봐도 징그러운데 서양인들이 볼 때는 두말 하면 잔소리다.

낙지는 낮에는 해저海底의 바위 틈새나 동굴에 숨어 있다가, 밤이 되면 나타나서 새우나 게, 굴, 조개를 포식한다. 요즘 인삼 먹인 닭, 마늘 먹여 키운 오리가 유행하는데 그런 식으로 따지자면 굴과 새우를 먹인 낙지다.

서양인들도 이런 사실을 알면 낙지를 보는 눈이 좀 달라지지 않을까? 그들도 웰빙 음식을 좋아하고 달팽이 요리 같은, 우리 입장에서 보면 혐오음식도 마다 않는 우리와 똑같은 사람들이니 하는 말이다.

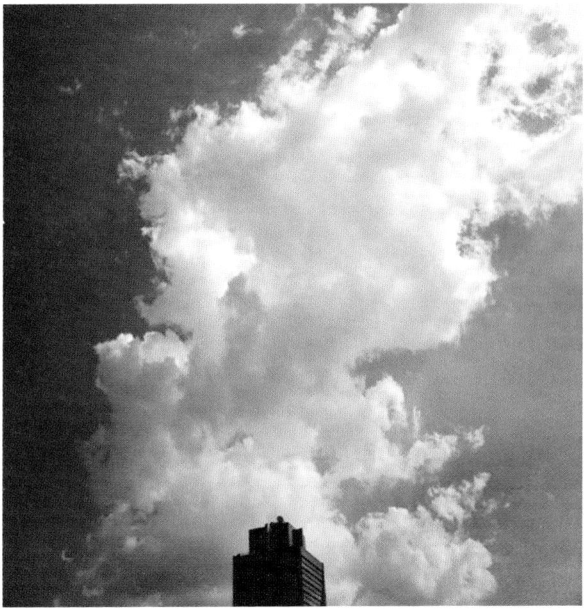

제갈량이 화타를 능가하는 명의라고? : 한의학으로 보는 영화 〈적벽대전 2〉

영웅들의 건곤일척에 중국 전통의 오락적 요소 절묘한 배합

오우삼 감독의 〈적벽대전 2: 최후의 결전〉2009은 전편에 이어 양조위, 금성무, 장풍의, 조미 등 중화권 스타들을 다시 한자리에 모은 초호화 캐스팅으로 눈길을 끈다. 게다가 한의학과 침구학, 차茶, 검무劍舞, 중국 전통 축구 등 영화 곳곳에 흥행을 의식해 의도적으로 끼워 넣은 배경과 소도구들은 서구인은 물론이고 현대 동양인에게도 이국적인 정취와 신비감을 더한다. 난세를 풍미하는 영웅들의 건곤일척乾坤一擲의 승부를 다루면서도, 중국 고유의 흥미를 유발할 만한 오락적인 요소를 도처에 배치한 오우삼의 지혜가 손으로 무릎을 탁 치게 만든다.

오우삼 감독은 전란의 와중에도 무림 최고의 고수가 보여줄 법한 환상의 검무를 추며 망중한忙中閑을 즐기는 주유의 모습을 앵글에 담아낸다. 축구의 종주국임을 자부하는 중국인의 긍지를 보여주려는 듯, 조조 군영의 병사들이 펼치는 축구의 원형인 축국蹴鞠경기 모습도 볼 만하다. 제갈공명이 병사病死한 군졸의 몸에 은바늘銀鍼을 찔러 넣어 전염병으로 죽은 것을 알아내는 장면도 이런 연유로 의도적으로 삽입된다.

출전을 앞두고 동지冬至를 맞은 오나라 군사들이 십시일반十匙一飯격으로 주유에게 한 알씩 덜어주는 새알 죽도 역시 중국적 특색을 드러내는 소도구다. 우리나라 동지팥죽처럼. 인류학적으로도 식사를 함께 하는 것은 한솥밥을 먹는 식구食口처럼 공동운명체라는 일체감을 상징한다. 오나라 병사들의 이러한 행동은 동고동락同苦同樂을 넘어 한날 한시에 같이 죽겠다는 결연한 의지를 나타내는 일종의 도원결의桃園結義다. 칼로 각자의 손가락을 베고 피를 뽑아내어 섞은 물을 나눠 마시는 것처럼 말이다.

그러나 아무래도 압권은 목숨을 건 협상을 성사시키기 위해 혈혈단신孑孑單身 조조의 군영에 뛰어든 주유의 아내 소교小嬌일 듯싶다. 조조의 필생의 짝사랑 연인으로 등장하는 그녀는 절체절명의 순간에도 조조에게 일부러 찻잔이 가득 넘치게 차를 따라주며 성급히 차를 마시려는 조조에게 말한다.

"승상! 차는 먼저 색깔을 보고, 그 다음에 향기를 맡으며 천천히 마시는 것입니다先觀茶色,而聞茶香.… 그리고 세상사란 이렇게 찻잔처럼 너무 차면 넘치게 마련입니다. 바로 지금 승상의 마음이지요."

"들판에는 백골뿐이고, 천리를 가도 닭 우는 소리도 들리지 않네"

때는 서기 208년 중국 삼국시대. 적벽대전은 지금의 호북성湖北省 장강長江,양자강 남쪽에 위치한 적벽이라는 곳에서 벌어진 전투다. 원소를 격퇴하고 화북을 평정한 조조는 중원을 통일하기 위해 18만 대군영화에서는 100만을 이끌고 적벽으로 남하한다.

적벽에서 조조의 군대는 오나라 손권과 촉나라 유비의 동맹군과 맞선다. 결국 조조의 군대는 영화에서처럼 화공계火攻計로 대패하고 손권은 장강 이남의 패권을, 유비는 형주 서부의 패권을 확보하게 되어 제갈공명이 꿈꾸었던 위, 촉, 오 천하 삼분天下三分의 계책은 완성된다.

이렇듯 적벽대전 당시인 동한東漢 말년의 중국은 경향 각지에서 들고 일어난 군벌과 도적떼들로 어지러운 동란動亂의 시기였다. 기록은 당시 상황이 "백골이 들판에 널려 있고, 천리를 가도 닭 우는 소리가 들리지 않았다"白骨露于野, 千里無鷄鳴고 전한다.

"너무 잔인하다"며 만류하는 화타의 간언을 무시하던 조조

주로 내륙지방에서 활동하다 남하한 조조의 군대는 장기간의 행군으로 지친 데다, 장강유역에 진을 치고 오래 주둔하다 보니, 면역력이 떨어져 군영 안에 수인성水因性 열성전염병이 창궐한다. 영화에서 조조는 역병疫病으로 죽은 이들을 화장火葬시켜 전염이 확대되는 것을 막아야 한다는 명의 화타華陀의 간언을 듣지 않고 병사들의 시체를 배에 실어 동맹군 쪽으로 내려 보낸다.

화타는 후한시대 안휘성 출신의 명의로 자字는 원화元化이며 일명은 부敷다. 잘 알다시피 세계 최초의 마취제인 마비산痲沸散을 제조한 외과外科의 비조鼻祖다. 호랑이, 곰, 사슴, 새, 원숭이 등 5가지 동물의 자세와 몸동작을 모방하여 만든 건강 기공체조인 오금희五禽戱의 창안자이기도 하다. 병든 사람들을 구휼하기 위해서는 원근을 불문하고 달려가 구제하였으나, 벼슬은 한사코 사양하고 인술仁術에 정진한 신의神醫였다.

화타는 소설《삼국연의》三國演義에 3번 나온다. 창에 찔린 주태周泰의 상처를 치료한 일, 관우의 화살 독을 없애기 위해 뼈를 긁어내는 치료刮骨療毒를 행한 것, 조조의 두풍頭風, 즉 만성두통을 치료한 일 등 3차례다. 화타는 조조의 두풍을 치료하려면 뇌를 가르는 수술을 해야 한다고 주장하다가 조조에 의해 주살誅殺된다.

시체를 적진으로 보내는 조조에게 "너무 잔인하다"며 만류하던 화타의 간언을 무시하던 조조. 그러나 영화에서 화타는 두풍이 재발하여 그를 찾는 조조를 남겨둔 채 이미 길을 떠난 것으로 나온다. 오우삼의 이번 영화에서 화타는 주인공이 아니라 조연이다. 주인공은 제갈량과 주유周瑜 두 사람이다.

공명이 직접 조제한 유명한 처방 〈제갈행군산〉諸葛行軍散

제갈량諸葛亮은 뛰어난 지략을 자랑하는 군사 전략가이자 지휘관軍師 그 이상이었다. 그는 역사상 실제로 탁월한 의학지식과 의술을 겸비한 명의이기도 했다. 청나라 온병학溫病學의 대가인 왕사웅王士雄이 지은《곽란론》霍亂論에는 공명이 직접 조제한 유명한 처방이 실존한다. 이름도 〈제갈행군산〉이다.

이 〈제갈행군산〉은 여름철 군인들이 행군을 할 때나, 산야에서 야영과 노숙을 할 때에는 반드시 상비하던 약이었다. '하늘을 오르는 것보다 더 어렵다'難于上青天는 촉나라의 험난한 지형 속에서 3군을 이끌고 행군할 때, 지쳐 쓰러진 병사들이 고열이 나고 헛소리를 하거나 몸이 뒤틀리는 증세熱閉症를 보이자 제갈공명이 직접 조제한 명방名方이다. 우황, 사향, 진주, 빙편, 웅황, 붕사 등이 주요 약재다.

주유, 공명에 묻는다 “계피가 부족한데 계지탕으로 열성병을 치료할 수 있겠는가?”

조조의 간계奸計로 동맹군 진영에도 전염병이 돌자, 영화 속 공명은 병든 군병들에게 계지탕桂枝湯을 달여 먹인다. 계지탕은 중국의학의 의성醫聖이라 추앙받는 장중경張仲景의 《상한론》傷寒論에 나오는 방제다. 계지, 작약, 감초, 생강, 대추 등을 쓴다. 전장에서 약재가 남아돌 턱이 있나. 오나라 도독 주유가 공명에게 묻는다. “계피가 부족한데 계지탕으로 열성병을 치료할 수 있겠는가?” 약을 달이던 공명은 “충분하지 않다”며 안타까워한다.

원래 계지탕이 현대 약리학적으로 살펴보아도 비교적 강한 해열 진통 작용이 있고, 항염 항바이러스 작용과 진정鎭靜작용 등이 있는 것은 사실이다. 허나 열성 전염병에 과연 계지탕이 적합한지는 의학적으로 다소 미심쩍다. 물론 영화에서 주어진 정보만으로 판단하기는 불가능하다. 더구나 영화 속에서도 번역을 제대로 하지 않고 의역意譯한 자막을 달고 있어 이런 정황이 얼렁뚱땅 대충 넘어가고 있다.

그러나 영화 〈적벽대전 2〉가 미국의 과학수사 드라마 〈CSI〉도 아니고, 조선 과학수사대를 주인공으로 하는 드라마 〈별순검〉도 아닌 만큼 그냥 봐주기로 하자. 이것은 마치 우리가 《소설 동의보감》에 나오는 허준의 시체해부를 문제 삼는 것이나, 드라마 〈대장금〉에 나오는 처방의 적합성 여부를 문제 삼는 것만큼이나 부질없는 짓이다. 픽션은 말 그대로 허구이고, 드라마 역시 드라마일 뿐이다.

"달 속의 계수나무 아래에는 토끼가 살까? 두꺼비가 살까?"

영화에서는 계지탕의 주요 성분 중의 하나를 계피桂皮라고 말하지만 실제로는 계지桂枝를 쓴다. 중국 사람들은 예로부터 계수나무를 신선과 연결시켜 선우仙友, 선객仙客, 선수仙樹라는 별명으로 부르며 다소 신성시한다. "계지를 준마駿馬로 삼아 타고 하늘로 올라가 신선이 된다"거나, "계수나무 이파리를 보트 삼고, 가지를 노를 삼아 바다를 건너 신선을 만나러 간다"는 설화도 있다. 우리나라에 "달에는 계수나무 아래서 방아를 찧고 있는 옥토끼가 살고 있다"는 이야기가 있는 것처럼, 중국에는 "달에는 계수나무 아래에 두꺼비가 살고 있다"는 전설이 있다.

한약재로서의 계지와 계피, 즉 육계肉桂는 모두가 계수桂樹나무에서 나왔지만 각자의 쓰임새는 다르다. 계지는 계수나무의 어린 가지이고, 육계는 계수나무의 두터운 껍질이다. 계지는 일신一身의 양기陽氣를 덥혀주고 온몸을 두루 돌며 혈맥을 잘 소통시키는 동시에 몸 표면에體表 머무는 차가운 기운寒邪을 몰아내는 역할을 한다. 주로 몸 상반신의 통증을 없애주는 인경약引經藥으로 쓰인다. 육계는 몸의 안裏으로 들어가 통증을 멎게 하고溫裏止痛 주로 몸의 하초 쪽으로 가서 신양을 보해주고 명문의 기를 북돋는入下焦 而補腎陽, 歸命門 역할을 한다.

가슴에 육계가 든 향낭 차고 다니는 늙은 신하와, 육계나무에서 목매 자살한 예수의 제자 유다

차가운 수정과에는 따뜻한 약성의 계피, 즉 육계를 재료로 넣어 보완해주는 게 우리 선현들의 지혜다. 계피의 독특한 향기가 말해주듯 육계는 예로부터 방향제나 강장제로 쓰였다. 당 태종 이세민李世民이 매일 아침 어전회의에 한 늙은 대신이 가슴에 조그만 향주머니香囊를 달고 오는 것을 보고 기이하게 여겨 물었다. 그

신하는 "소신의 나이가 회갑에 가까우니, 몸이 약하여 지탱하기가 힘들어 이를 보조하기 위한 것입니다"賤臣年近花甲 體弱不支 以此助之라고 답한다. 그의 향낭에는 육계, 침향, 단향 등 비싼 방향성 약재들이 들어 있었다. 방향제의 좋은 기운淸氣을 빌려 몸 안의 탁한 기운濁氣을 몰아내고, 인체의 정기正氣를 북돋우고자 했던 것이다.

한의학에서 계지와 계피, 육계가 동일한 계수나무에서 나왔다고 보는 반면에, 서양에서는 계피와 육계가 동일한 종種이지만 같은 나무가 아니라고 본다. 계피나무와 육계나무가 따로 있다. 구약시대 이래로 계피는 예식용 기름의 재료였다. 관유灌油라고 불린 이 기름은 올리브유에다가 몰약, 계피, 창포 등의 다른 향신료를 넣어 만들었다. 한편 예수의 계보로 거슬러 올라가면 만날 수 있는 다윗 왕이 쓴 것으로 추정되는 구약성경의 〈시편〉 45편 14절에는 이런 구절이 나온다. "왕의 옷은 몰약과 침향과 육계의 향기가 있으며…." 아이러니컬하게도 예수를 배반한 유다가 목을 매 자살한 나무도 육계나무다. 그래서 이 육계나무는 '유다의 나무'Judas Tree라고도 불린다.

폭군 네로, 애첩 죽자
1년치 아라비아산 육계를 태워 애도

아까 당 태종 시절 늙은 신하의 향낭 이야기와 비슷하게 서양에서도 육계는 강장제와 방향제로 사용되었다. 일찍이 로마의 폭군 네로는 애첩 사비나가 죽자, 아라비아로부터 들여오던 육계의 수입물량 1년치를 태워 애도했다고 한다. 신 바벨론제국의 느부갓네살 황제도 육계 등의 향신료를 넣은 포도주를 즐겼다고 하며, 십자군 전쟁 시절에도 전쟁을 수행하던 군인들이 이런 종류의 포도주를 상용했다고 한다.

마르코 폴로 이래, 13~14세기 베네치아인들은 계피 등 향신료 무역을 독점하며 부를 누렸다. 이러한 독점무역 경향은 희망봉을 거쳐 인도로 가는 항로를 개척한 바스코 다 가마 시절인 16세기 포르투갈을 거쳐, 동인도회사를 주축으로 17세기 세계 식민지무역을 장악했던 네덜란드와 18세기의 영국을 거치면서 계속된다.

영화 〈적벽대전 2〉에서 보는 것처럼, 3세기 동한 말년의 중국에서는 계지와 육계가 민중 구휼救恤의 약재로 쓰일 만큼 흔한 약재였다. 요즘 주요한 중국 관광지의 하나로 꼽히는 계림桂林 역시 계수나무가 많은 지역이란 뜻이다. 중국에는 계桂자가 들어간 지명이 많다. 반면 서양에서는 식민지 무역전쟁의 목적이 될 만큼 왕실과 귀족 등 특권 계급에게만 통용되던 엄청나게 비싸고 귀한 기호품이었다. 어떤 시기에는 계피와 육계와 같은 향신료의 가격이 황금 가격을 웃돌던 때도 있었다.

"전하, 조선 땅에서 품질 좋은 육계를 구하기는 어렵사옵니다"

우리나라의 경우는 어떠했을까? 심신이 피폐해진 임금을 걱정하여 제대로 된 식사와 보약의 복용을 권하는 신료들에게 영조는 "13년 동안 지극한 애통이 내 몸을 얽어매어서 신기神氣가 더 손상되고 마음에 손상이 쌓였으니, 이치로 보아 당연한 일이다. 이것들은 단시일에 이루어진 것이 아닌데, 어찌 하루에 생강과 육계 등이 들어있는 약을 먹는다고 도움이 되겠는가?"라며 사양하고 있다.

정조 때도 "우리나라는 규모가 작아 약재를 오로지 중국에 의지하고 있습니다. 매년 중국에서 사신이 돌아올 때에는 내의원內醫院에서 필요한 것을 사 가지고 옵니다. 그런데 육계나 곽향 같은 약재의 경우 시장에서 파는 것은 모두 질이 떨어지는 것뿐이고 극상품極上品을 구하기가 어렵사옵니다"라는 기록이 있다. 중국과 국경을 함께하는 지근至近거리에 위치해 있음에도 불구하고, 조선시대 우리나라 사람들은 일반 상민은 물론이고 궁중이나 양반사회에서조차도 육계나 계지와 같은 약재를 쉽게 구할 수 없었던 모양이다.

기절한 천부장의 인중人中을 손가락으로 하나로 눌러 깨어나게 하다?

각설却說하고, 오나라 손권의 여동생 손상향은 남장을 하고 조조의 군영에 첩자로 잠입한다. 손상향의 무술 실력은 이미 전편에서 선보였다. 그녀는 스파이활동을 하면서, 조조군의 하급장교 천부장숙재과 친분이 생긴다. 첩자 신분이 탄로가 난 손상향의 쫓기는 처지도 모른 채 숙재는 그녀를 도와주다가 혼절하게 된다. 그런데 손상향은 기절한 천부장의 혈자리水溝穴를 손가락으로 꾸욱 눌러 깨어나게 한다.

수구혈水溝穴은 우리의 코 바로 밑에 위치한, 통상 인중이라고 부르는 침자리다. 콧물이 흐르는 도랑, 혹은 독맥督脈의 경수經水가 흐르는 계곡이란 뜻에서 물 수水자에다가 도랑 구溝자를 썼다. 이 혈자리는 물에 빠졌거나 감전사고로 인사불성人事不省이 되었을 때, 간질의 발작, 히스테리, 쇼크 등의 치료에 많이 사용한다. 증상에 따라 다른 혈자리와 함께 배합하여 침이나 뜸을 뜨는 자리다.

물론 영화에서 숙재가 비록 가벼운 몸싸움으로 잠시 기절氣絶하였다고는 하나, 혼절한 그의 수구혈을 손상향이 한 번 눌러 준다고 금방 깨어날지는 단언할 수 없다. 이는 모두冒頭에서 말한 것처럼 중국의학의 우수성과 신비로움을 함께 선전하기 위한 소도구 정도로 이해해야 하지 싶다. 요즘 중국학자들은 한의학과 전혀 무관한 국제 학술심포지엄에서 뜬금없이 중국 전통의학의 우수성을 역설해 빈축을 사기도 한다.

영화의 라스트 신은
석별의 정을 나누는 공명과 주유 두 사람의 얼굴

어쨌거나 촉나라 군사軍師 제갈공명은 동맹국의 군사 주유 도독을 비롯한 여러 사람의 도움을 받기는 하지만, 주로 천문과 지리, 의술에 두루 능통한 그의 신기묘산神技妙算에 의지하여 온갖 난관을 헤치고 임무를 완수한다. 도저히 불가능할 것 같은 화살 10만 개를 열흘 안에 구해오라는 주유의 협박에 가까운 제안도, 안개를 이용해 짚으로 둘러싼 작은 보트들을 조조 진영 코 앞가지 몰고 나가는 기지를 발휘해 일거에 해결한다. 이른바 초선차전草船借箭의 계책이다.

조조군의 배를 여러 척씩 묶어서 화공火攻으로 섬멸하자는 연환계連環計의 계책에 반대하는 사람들의 동요 역시 동남풍을 불러오는 기상천외의 술책을 동원해 가라앉힌다. 물론 영화에서는 공명이 직접 동남풍을 불러오는 것이 아니라 북서풍이 동남풍으로 바뀔 것으로 정확히 예언(?)하는 것으로 대치되었다. 조조의 100만 대군이 불과 2만의 촉오 동맹군 군사에게 철저하게 궤멸당하는 적벽대전의 대미大尾를 이렇게 장식한 것이다.

영화의 라스트 신은 이별의 아쉬움을 나누는 공명과 주유 두 사람의 얼굴을 스크린 가득히 줌-인한다. 오우삼은 영화 〈적벽대전〉의 중심에 주유를, 그 대척점에 제갈량을 세우고 있는 것이다. 자신의 임무를 다한 공명은, 역시 예의 뛰어난 의술을 바탕으로 난산難産으로 고생하고 있던 어미 말에게서 자신의 손으로 직접 받아내었던 망아지 한 마리를 오나라 진영손상향으로부터 선물받는다. 그리고 이 망아지를 끌고 제 갈 길을 떠난다. 중국에는 "말은 하늘에서 내고, 소는 땅에서 낸다"는 속담이 있다. 말은 중국인들에게 하늘과 권력과 희망을 나타내는 길상吉祥의 동물이다. 이것은 아마도 오우삼 감독이 장차 공명을 주인공으로 한 삼국지 시리즈 후속편을 낼 것이라는 무의식적 욕망이 깔려있는 복선伏線 아닐까 싶다.

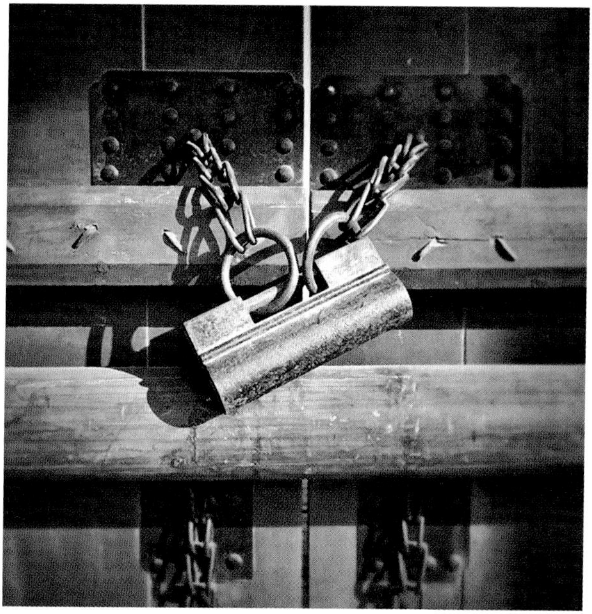

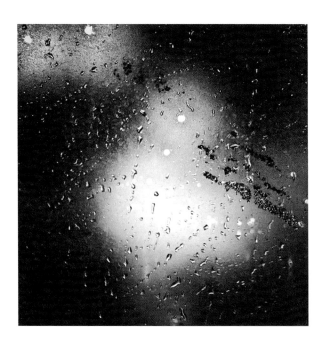

"해삼이 없으면 삼선짬뽕이 아니다?" : 바다의 인삼, 해삼이야기

삼선짬뽕에 해삼海蔘이 없다구요?

보도에 의하면 얼마 전 어떤 중국집 종업원과 손님 사이에 실랑이가 벌어졌다. "삼선짬뽕을 시켰는데 그 안에 해삼이 없다는 게 말이 되느냐?"하는 게 그 이유다. 말인즉슨 옳다. 그러나 그 다음이 문제다. 짬뽕값도 안 받고, 2차로 해장국집으로 데리고 가서 사과하고 공짜 화해술까지 사줬는데도, 손님이 또다시 같은 문제로 시비를 걸자 분을 못 이긴 종업원이 손님을 마구 때린 것이다.

엄밀하게 삼선三鮮은 땅과 나무, 물 등 재료가 어디서 나오는지를 기준으로 각각 지삼선地三鮮, 수삼선樹三鮮, 수삼선水三鮮으로 나눈다. 통상 해삼, 새우, 죽순, 버섯, 닭고기 가운데 3가지를 재료로 만든 요리를 말한다. 요즘에는 비싼 해삼 대신 오징어나 굴, 조개로 대신하기도 하지만 해삼이 빠진 삼선요리는 사실상 '앙꼬 없는 찐빵'처럼 김이 빠지는 것도 사실이다. 그렇다고 그게 주먹다짐까지 할 일인가. 1980년대 남도 출신의 학생이 서울로 유학와서 간짜장에 삶은 달걀을 고명처럼 얹어주지 않는다고 싸웠다는 얘기와 다를 바 없는 어처구니 없는 일이다. '웃기는 짬뽕'들이 아닐 수 없다. 예로부터 중국요리에 해삼은 전복과 더불어 '바다에서 나는 진귀한 재료 중의 으뜸海八珍之首’으로 꼽힌다. 요리의 향기가 너무 좋아 수행 중인 승려도 사찰 담장을 뛰어넘게 만든다는 유명한 불도장佛跳墻에도 해삼 전복을 필두로 송이버섯, 잉어부레, 동충하초, 샥스핀, 사슴힘줄 등이 들어간다.

해삼에 얽힌 진시황과 서태후의 이야기

해삼에 얽힌 부용도芙蓉島의 전설이 있다. 진시황이 불로장생약을 찾기 위해 서복徐福을 대장으로 삼아 수천 명의 선남선녀를 이끌고 아시아 전역을 뒤지게 한다. 임무를 완수하지 못한 서복이 후환이 두려워 결국 돌아가지 못하고 숨어 산 작은 섬이 바로 부용도다.

부용도에 정착한 서복 일행은 우연히 해삼을 발견하고 맛이 좋아 장복長服하게 된다. 그런데 이게 웬일인가. 해삼을 먹은 부용도 사람들이 기운이 절로 솟고 전신에 활력이 넘쳐나는 게 아닌가. 특히 서복은 90세가 넘어도 동안童顔에 머리도 세지 않는 등 무병장수하게 된다. 이때서야 서복은 비로소 진시황에게 불로장생약을 발견했다는 사실을 보고해야겠다고 생각했으나, 진시황은 이미 오래 전에 죽고 난 뒤였다는 이야기다.

청나라 말기 중국 동부해안 산동성山東省 출신의 한 요리사가 자희태후, 즉 서태후西太后의 궁중요리사로 불려갔다. 원래 요리사로 뽑힌 자는 훈채葷菜원료, 즉 향기나 맛이 강한 마늘, 생강, 파, 후추 등의 기초 양념재료를 포함한 일체의 궐 밖 물품을 소지하고 입궁할 수 없다고 한다. 짧은 반바지에 조끼만 입고 검사에 통과한 뒤에 입궐한 이 요리사가 처음 서태후에게 끓여 올린 국물이 맑은 무국이다.

서태후는 “이전에 보지 못한 아주 맛있고 시원한 국물”이라고 기뻐하며 큰 상까지 내렸다. 요리담당 최고 환관이 비법을 캐물었다. 이 요리사는 실은 국물을 낼 때 고향에서 해삼을 잡아 끓인 육수에 자신의 조끼를 담갔다가 말려서 입고 입궁한 후 태후가 먹은 무국을 끓일 때 다시 탕 속에서 녹였음을 이실직고以實直告했다. 크게 놀란 환관은 “만일 이 사실이 알려지면 우리 둘 다 죽음을 면치 못할 것이야”라면서 끝까지 함구할 것을 다짐받았다고 한다. 두 이야기 모두 해삼이 얼마나 맛있고 귀하게 생각했는지 보여주는 단적인 예라 하겠다.

병자호란 때 조선 조정이 청나라 장수 용골대에게 바친 뇌물

우리나라에서도 해삼은 귀한 물품이었다. 《조선왕조실록》에도 조선초기부터 각 지방 토산물 목록에 빠짐없이 기록되고 있다. 병자호란으로 전란에 휩싸였던 인조 때에는 청나라 장수 용골대에게 갖다 바치는 진무鎭撫물품 중에도 화문석, 대구 등과 더불어 해삼이 들어 있다. 순종 때에도 함경도 지방에서 온 관리에게 그 지방 토산물 중의 하나인 해삼을 다른 토산물과 함께 진상하라고 어명을 내리고 있다.

구한말 청나라 군벌의 실력자 원세개袁世凱가 조선 조정에 편지를 보내어 “러시아는 근자에 재정상태가 좋지 않은 데다가 블라디보스토크 항구마저 얼어붙어서 러시아군대의 파견을 요청해 봐야 소용이 없을 터이니, 우리 청나라에 잘 협조하라!”는 내용의 협박성 편지를 보내고 있는데 이 블라디보스토크의 한자이름이 해삼이 많이 나는 지방이라는 뜻에서 해삼위海蔘威다.

이처럼 해삼은 연해주와 간도, 동남아는 물론이고 전 세계 곳곳에 9백 종 이상이 분포한다. 극피동물 중에 가장 경제적 가치가 높아서 오래 전부터 각국의 주요한 무역품목 중의 하나였다.

해삼은 '바다의 인삼'其性溫補, 足敵人蔘

해삼은 해저의 어두운 바위 틈새나 산호초 아래 산다. 주요 먹이인 해양 소생물은 온도에 민감해서 해면의 온도가 상승하면 위로 올라가고, 물이 차가워지면 해저로 내려온다. 대략 입하立夏가 지나 물의 온도 상승과 더불어 해양 소생물이 해면 가까이로 옮겨가면, 이동성이 별로 없는 해삼은 포식대상이 사라지기 때문에 어쩔 수 없이(?) 해저 바위 아래 몸을 숨기고 동면冬眠이 아니라 하면夏眠을 하는 특이한 습성이 있다. '일기 예보자' 라는 별명도 있다. 폭풍우 조짐이 있으면 역시 바위 밑으로 숨어 꿈쩍도 않기 때문에 어부들이 바다에 해삼이 안 보이면 폭풍우가 올 거라고 생각하고 대피하기도 한다.

영어권에서는 해삼이 오이와 닮았다고 해서 바다오이sea cucumber라고 부른다. 중국인들도 같은 의미로 해황과海黃瓜라 부른다. 해삼海蔘은 한자 그대로 '바다의 인삼'이란 뜻이다. "그 성질이 따뜻하고 몸을 보양해주는 성질이 있어 인삼의 효능에 필적할 만하다"其性溫補, 足敵人蔘고 하여 지어진 이름이다. 최근 연구에 의하면 인삼의 주요 성분인 사포닌 성분이 해삼에도 많다고 하니 작명이 그럴싸하다. 청나라 온병학溫病學 분야의 대가인 의학자 왕사웅王士雄은 그의 저서《수식거음식보》隨息居飮食譜에서 해삼은 자신보혈滋腎補血 건양윤조健陽潤燥 조경양태調經養胎하는 효능이 있다고 했다.

이를 현대적인 약리 연구를 원용해 해석해보자. 해삼은 기본적으로 피로방지, 노화방지, 대뇌 기억력 증강 등 면역력 증강 효과가 있다. 뼈의 형성 등 인체성장 발육을 돕고 항염작용도 한다. 피를 맑게 하여 고혈압을 예방하고 뇌혈관질환을 예방한다. 항암작용도 있고 성기능 개선에도 효과가 있다. 여성의 생리 대사를 원활하게 하고 태아의 양육과 산모의 모유분비를 돕는 기능도 있다. 현대중국의 암흑기인 문화대혁명 시절 해안지방이나 도서벽지로 하방下放된 사람들 중에는 산모가 젖이 부족한 경우 바다로 나가 해삼을 잡아와 먹으면서 몸을 보했다고 한다. 가히 '음양을 함께 보하는 우수한 약재'壯陽滋陰之上品라 할 만하다. 해삼은 아예 한약처방에 사용하기도 한다. 현기증이 나고 입안이 마르며 가슴이 두근거리면서 잠자리가 뒤숭숭하고 꿈도 많이 꾸고 허리가 시큰한 환자를 신음허증腎陰虛症이라고 하는데, 이 경우 기지해삼탕杞地海蔘湯이라고 하여 구기자와 숙지황을 해삼과 함께 달여 마시면 효과가 좋다.

해삼은 맥주 안주로는 부적합하다니까요!

그렇다고 해삼이 만병통치라는 말은 아니고, 해삼을 아무나 무조건 많이 먹어도 된다는 말은 아니다. 맥주 안주로 해삼을 택하는 것은 피하는 게 좋을 듯하다. 해삼을 안주로 맥주를 과음하면 요산이 과다하게 만들어져서 통풍이 발생할 가능성이 높아진다. 관절염 환자 역시 해삼이나 다시마 등을 다식하게 되면 요산결정이 증가하여 관절염이 악화될 수 있다.

해삼을 먹을 때는 과일 먹는 것도 주의해야 한다. 포도나 감, 석류 등 타닌산이 풍부한 과일은 해삼 속 단백질의 영양 가치를 떨어뜨릴 수도 있고 해삼 속의 칼슘과 과일 속의 타닌산이 결합하여 소화장애를 일으킬 수도 있다는 보고가 있다.

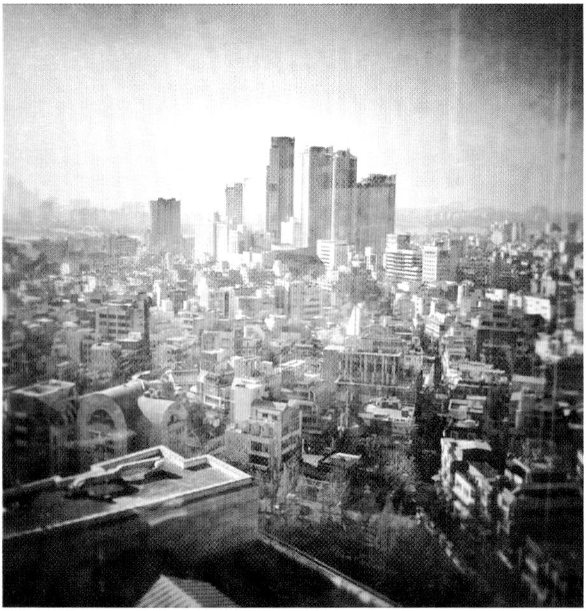

각시투구꽃 독침으로 급소 찌르는 자객 : 한의학으로 본 영화 〈조선명탐정〉

우리 앞길 막으면 임금도 용납 못한다?

우리 시대에 정조임금은 새로운 시대, 새로운 개혁을 상징하는 또 하나의 아이콘이다. 그래서 정조와 그의 시대를 배경으로 하는 영화나 소설, 드라마가 계속 제작되고 나름대로 히트를 치기도 한다. 소설 《영원한 제국》과 이를 바탕으로 한 동명의 영화, 역시 같은 이름의 원작소설을 TV드라마화한 〈성균관 스캔들〉이 있다. 〈조선명탐정 : 각시투구꽃의 비밀〉도 소설 《열녀문의 비밀》이 원작이다.

알다시피 정조는 천민계층의 피를 이어받았다는 열등 콤플렉스가 뼈에 사무쳤던 영조의 손자이다. 영조의 그러한 콤플렉스가 자신의 아버지 사도세자를 뒤주에 갇혀 죽게 만들었고, 세손시절이던 어린 정조는 이러한 광경을 직접 목도해야 했다. 더구나 정조가 살았던 18세기 후반은 서구의 근대문물이 청나라를 거쳐 조선반도에 대량으로 유입되던 시절이다. 당시 조선 백성들에게 '서학'西學과 '천주교'로 상징되었던 서구식 근대문물은 필연적으로 인간의 존엄성을 바탕으로 자유와 평등을 강조하는 서구 계몽주의 사상의 유입을 의미하는 것이었다.

주자학을 종교처럼 떠받들면서 유교적인 철인정치, 성인聖人정치를 추구하는 수구적인 사대부 계층이 자신들의 성인인 주자朱子를 부정하는 서구문물을 수용할 리는 만무했다. 사대부의 입장에서는 자신들의 존립기반을 흔드는 서구문물의 도입에 앞장서는 이가 지금 살아있는 권력, 만인지상의 임금今上이라 할지라도 절대로 용납할 수는 없었다.

권력과 돈과 여자가 얽히고
코믹요소까지 가미한 재미있는 영화

김석민이 감독한 이 영화 〈조선명탐정: 각시투구꽃의 비밀〉의 배경이 바로 그렇다. 정조와 그가 파견한 일종의 암행어사로 상징되는 왕당파와 병조판서로 상징되는 수구적인 사대부파의 싸움은 앞서 말한 시대적인 배경과 가문의 영광을 위한 열녀 조작사건, 공납貢納을 둘러싼 비리 등 여러 사건이 중층적, 복합적으로 얽혀 있다.

특히 공납이란 각 지역의 토산물을 중앙정부에 바치는 일종의 세금으로, 그것의 징수를 둘러싼 비리는 조선 전 시대를 관통해온 엄청난 이권이 개입하는 일종의 권력비리이기도 했다. 공납을 둘러싸고 대규모의 횡령사건이 연이어 일어나고, 사건의 당사자들인 각 고을의 수령들이 하나둘씩 병판이 보낸 자객에 의해 암살된다. 정조남성진 분가 파견한 탐정김명민 분은 지방관들의 죽음을 조사하는 과정에서 살해된 지방관들의 사인이 하나같이 뒤통수 바로 아래 급소인 풍부風府라는 혈자리가 각시투구꽃의 독이 발린 대침으로 깊이 찔렸다深刺는 것을 알게 된다. 탐정은 살인범우현 분과 그 배후인물을 찾기 위해 개장수오달수 분와 함께 병판이재용 분과, 한 객주한지민 분 등 주변 인물들을 목숨을 걸고 찾아 헤맨다. 권력과 돈과 여자가 얽혔으니 일단 영화의 기본적인 스토리 구성의 요소는 갖추고 출발한다.

장희빈도 송시열도 각시투구꽃 먹었다?

영화에서 자객이 연쇄살인을 할 때 사용한 대침은 청나라의 선진 야금冶金기술로 뽑아낸 특수한 침으로 설정되었다. 그리고 침에 묻힌 독극물은 영화의 배경이 되는 적성지금의 파주, 연천, 양주시 일원 지방에서 나는 각시투구꽃에서 추출된 것이다. 각시투구꽃은 미나리아재비과 바꽃aconitum속에 속하는 식물 오두烏頭의 한 종류다. 세계적으로 300종이 넘게 분포하며, 주로 북반구의 고산지대에 자생한다. 오두의 한 갈래인 각시투구꽃을 한자로 '고산오두'高山烏頭라고 부르는 것도 이와 같은 연유에서다. 중국에서는 자생하는 200여 종의 바꽃속 식물 중에서 30종 정도를 약용한다.

예로부터 오두의 모근母根을 가공한 것을 천오川烏 혹은 초오草烏라고 하고, 곁뿌리側根를 가공한 것을 부자附子라고 하는데 임상에서는 곁가지와 본가지를 구분하는 것이 임상적으로 별 차이가 없고, 약효나 구성성분에도 큰 차이가 없다고 보아 같은 약재로 보고 쓴다. 각시투구꽃을 포함한 오두류의 식물에서 채취한 독성분이 바로 조선시대 임금이 죄인에게 내리던 사약賜藥의 주요성분 중의 하나다. 사약의 주요성분이 천오니 초오니 부자니 하고 이름이 엇갈리는 것도 실상은 이 때문이다. 유난히 당쟁이 심했던 숙종시절, 사약을 받고 사사賜死되었던 희빈 장씨나 우암 송시열이 받았던 사약에도 필시 투구꽃의 독성분이 들어있었을 것이다. 영화 〈서편제〉에서 소리의 깊이를 주기 위해 여주인공 송화에게 먹였던 탕약의 재료도 같은 것이다.

헤라클레스가 잡아온 괴물의 침에서 피어난 꽃, 투구꽃

그리스 신화에도 투구꽃과 관련된 이야기가 나온다. 남편 제우스와 유부녀 알크메네 사이에 난 이복아들 헤라클레스를 시기한 헤라가 사사건건 시비를 걸자 제우스는 헤라에게 이렇게 제안을 한다. "만일 당신이 12가지의 어려운 과제를 내고, 그 과제를 헤라클레스가 무사히 완수하면 헤라클레스를 신으로 만들어 줍시다." 이렇게 해서 헤라클레스는 12가지 과업을 차근차근 해결해 나간다. 그에게 맡겨진 마지막 과업이 스틱스 강가에서 지옥의 문을 지키는 개인 케르베로스를 잡아오라는 것이다. 케르베로스는 머리가 세 개에, 꼬리는 용의 모양을 하고 있고, 잔등에는 뱀이 득실거리는 괴물 개였다. 헤라클레스가 천신만고 끝에 케르베로스를 지옥에서 이승의 지상세계로 끌고 올라오자, 계속 낑낑거리고 짖어대면서 반항하던 케르베로스의 입에서 침이 흘러나왔고, 풀밭의 침이 떨어진 곳에 케르베로스의 원한이 담긴 맹독성의 투구꽃이 피어났다고 한다.

각시처럼 새침하고 투구처럼 독하다고?

오두는 속명처럼 아코니틴aconitine 등의 독성물질을 함유하고 있다. 잘못 사용하면 위험하기 때문에 반드시 법제法製나 수치修治라 불리는 전문가의 약재 가공과정을 거쳐야만 한다. 한 영화칼럼니스트는 이 영화 〈조선명탐정: 각시투구꽃의 비밀〉를 보고난 뒤 각시투구꽃을 일러, "각시 같은 새침스러운 모습과 전장의 투구처럼 이면을 감춘 듯한 독을 감춘 식물"이라고 낭만적으로 표현한다. 그러나 "투구꽃, 그 푸른 꽃은 의도적으로 인간을 죽이려고 독을 만드는 것처럼 교활하다"라는 이태리 시인 카르두치의 표현처럼 투구꽃의 독성분은 매우 강렬하여 오늘날에도 의학용으로 쓰이고 있다.

소뇌, 연수와 인접하여
깊이 찌르면 절대 안 되는 풍부혈

한편, 영화에서는 자객이 연쇄살인을 할 때 대침에 투구꽃 독을 발라 목 뒤의 급소인 풍부風府혈에 찌른다. 풍부혈은 독맥督脈에 속하는 혈자리의 하나다. 독맥은 대략 꼬리뼈 부근에서 척주를 타고 직상直上하여 경추를 지나 머리 정중앙선을 따라, 일반인도 많이 아는 유명한 백회百會혈을 타고 넘어와 코끝과 인중人中을 지나서 잇몸 속까지 이르는 경락이다. 이 중에 뒤통수 정중앙을 타고 내려 오다보면 움푹 꺼진 곳이 풍부혈이다.

풍부혈은 간단한 감기나 통증에서 사지마비, 반신불수, 정신과 질환 등 중증 질환에 이르기까지 요긴하게 쓰이는 혈자리다. 그러나 풍부혈자리 깊은 곳에는 소뇌小腦나 연수延髓가 자리 잡고 있어서 극히 조심해서 찔러야 하며, 찌를 때 깊이가 2푼 정도, 깊어야 1촌 정도가 넘지 않아야 한다. 너무 깊이 찔러서도 안 되고, 뜸을 뜨는 것도 금지된 자리다. 옛날에는 물론이고 오늘날 중국에서도 정신과 질환을 치료하는 중에, 풍부혈에 자침하다가 사망에 이르는 의료사고가 종종 보고된다. 그런데 청나라에서 직수입한 견고한 대침을 그냥 찔러도 위험한 자리에 투구꽃의 맹독성분까지 발라 자침刺針했으니 자객의 침을 놓는 수법手法이 능란하고 성정 또한 잔인하고 대담하다고 하겠다.

사족蛇足

나는 이 영화를 보면서, 한국 영화계가 할리우드의 거대자본을 동원한 영화를 흉내내거나 따라잡으려는 어쩌면 무모한 시도에 시간과 돈을 낭비하기보다는, 비록 소자본이라해도 〈조선명탐정: 각시투구꽃의 비밀〉과 같은 기획력과 아이디어로 승부하는 이런 영화가 많이 나왔으면 좋겠다는 생각이 들었다.

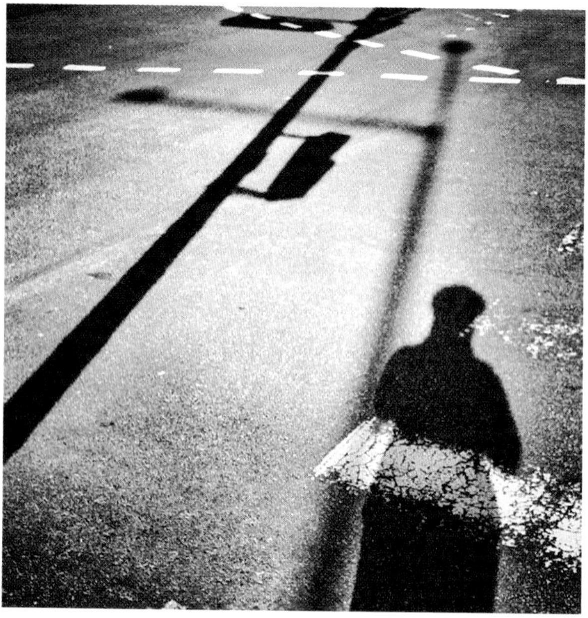

'나는 누구인가'를 찾아가는 종횡무진 모험 이야기 : 심리학정신의학으로 풀어 보는 영화 〈쿵푸팬더 2〉

할리우드 액션영화냐, 중국문화 홍보영화냐?

영화 〈쿵푸팬더 2〉가 우리나라와 중국은 물론 전 세계에서 선풍적인 인기를 얻고 있다. 한국에선 개봉한 지 한 달도 채 지나지 않아서 400만 관객을 가뿐하게 돌파했다. 중국 사람들도 "할리우드 영화가 아니라, 잘 만들어진 중국문화 홍보영화나 진배없다"며 반색하고 있다는 소식이다.

사실 영화 〈쿵푸팬더〉시리즈는 영웅 신화의 구조를 차용한 전형적인 액션 어드벤처 애니메이션이다. 영화의 줄거리를 따라가면서 주인공을 중심으로 한 등장인물들의 외현적인 행동과 내면적인 여정을 심리학정신의학적인 관점에서 한편 살펴보기로 하자. 이 글에 사용된 신화와 관련된 개념은 미국의 저명한 신화학자 조셉 캠벨이 제시한 '영웅의 여정' 패러다임을 따랐다.

전편1편에서 순박하지만 뚱뚱하고 미련한 곰으로 스크린에 데뷔한 국수집 아들 포阿寶는 우연한 계기로 우그웨이 대사부의 지명을 받아 졸지에 '용의 전사'神龍大俠, Dragon Warrior가 된다. 물론 그의 강력한 '조언자'mentor인 시푸 사부의 단기간의 무공 전수에 힘입어 '그림자'shadow인 악한惡漢 타이렁을 무찌르고 평화의 계곡Peace Valley에 다시 평화를 가져오는 데 혁혁한 공을 세우고 명실상부한 용의 전사가 된다.

불가피한 모험에의 소명calling 앞에서 주저하는 주인공 판다

1편의 '그림자'가 타이렁이라면, 2편에서 강호의 쿵푸 대가들을 하나하나 제거하며 평화의 계곡을 유린하는 '그림자'는 공작왕孔雀王 셴이다. 당연하게도 시푸 사부는 포와 무적의 5인방蓋世五俠에게 셴을 제거하고 오라는 출동명령을 내린다. 용의 전사로 등극했다고는 하나 여전히 엉성하고 엉뚱한 우리의 영웅 포. 피할 수 없는 '모험에의 소명'을 받고 두려움 속에서 잠시 주저한다. 마치 구약성경 〈출애굽기〉에서 이스라엘 백성들을 인도할 지도자로 하나님의 부름을 받은 모세가 "나처럼 미약한 자가 어찌 감히 지상 최고의 권력자인 이집트 파라오에게 가서 이스라엘 백성을 구해올 수 있겠습니까?"하고 주저했던 것처럼, 모험에의 소명 앞에서 영웅들은 대개 저항하거나 이를 거부한다.

그러나 이러한 소명에 대한 저항과 거부가 불가피하다는 것을 잘 알고 있는 포와 5인방은 용기를 내어 공작왕 셴의 근거지로 향해서 배를 타고 접근해간다. 밑도 끝도 없는 무서운 '심연을 향한 접근'을 해나가야만 하는 것이다. 그러나 두려움이란 것이 어찌 의식으로 조절되는 것이던가.

주인공 판다 앞에 놓인 2개의 과제와 2중의 여로旅路

꿈속에서 어린 시절 꿈을 꾸는 포. 꿈은 무의식의 대변인이다. 마땅히 자신이 안겨있어야 할 부모님 품속에 자신이 아니라 자신의 먹잇감인 무가 대신 안겨 있다가, 오히려 자기를 공격해오는 악몽을 꾸다가 미명未明에 잠이 깬다.

어렴풋이 자신의 출생의 비밀을 향해 다가가는 포. 그의 앞에는 공작왕 셴을 무찌르고 강호의 평화를 가져와야 하는 '외적인 과제'와 더불어 자신의 출생의 비밀이라는 '내적인 문제'를 함께 풀어야 하는 2중의 여로旅路가 놓인 셈이다. 잠이 깬 포는 선상 갑판 위에서 '내적인 평정심'inner peace!을 수없이 외치며 쿵푸 수련을 한다. 그러나 고함을 지르며 수련한다고 내적 평정심을 찾을 수 있겠는가. 마침내는 5인방이 전부 잠이 깨어 포를 위로하지만 위로가 될 턱이 없다. '내적인 문제'의 궁극적인 해결자는 주위의 협력자들이 아니라 포 자신일 뿐이기 때문이다.

드디어 공작왕 셴의 본거지에 도착한 포와 5인방. 입구에 도착했다고 이 관문을 무사히 통과한다는 보장은 없다. '관문 수호자'threshold guardian들인 공작왕 셴의 부하인 늑대군대의 공격을 물리쳐야만 한다. 또한 많은 협력자들의 도움도 절실하다. 그들은 셴에 의해 감옥에 갇힌 황소 사부와 악어 사부를 찾아간다.

그러나 정통 쿵푸가 아니라 대포로 상징되는 신무기로 강호의 대가들을 제거하는 셴의 위세에 완전히 기선을 제압당한 황소와 악어 두 사부. 둘은 "우리가 절대로 셴을 이길 수 없다"고 같이 힘을 합쳐 셴과 맞서자며 감옥의 철창문을 따주는 포와 5인방의 호의好意를 거절하고 오히려 감옥 안으로 제발로 다시 들어간다. 일종의 '자유로부터의 도피'인 셈이다. 둘의 역할은 주인공 영웅의 의도에 맞서 이의를 제기하고 사기를 꺾는 '변신자재자'shape-shifter라고 할 수 있다.

셴! "당신이 그날 그 자리에 있었구나?"

한편 셴은 어릴 적 자신의 유모였던 주술사 양羊 할멈에게 자신의 운명에 대해서 신탁神託을 받고 있다. 점괘는 음양의 조화를 상징하는 태극 문양이 비치면서 셴의 공격이 무위로 끝날 것을 암시한다. 점쟁이 할멈은 점괘를 풀어주면서 헛된 짓을 하지 말라고 권하지만 셴은 듣지 않는다. 여기서 잠시만 샛길로 빠져보자. 공작왕 셴이 비록 악한이긴 하지만 그가 행하는 현란하기 짝이 없는 무예는 참으로 우아하고, 꼬리를 병풍삼아 방어를 하고, 꼬리를 부채삼아 공격하는 절세絶世의 기예技藝는 아름답기 그지없다. 셴의 쿵푸는 중국 전통의 춤인 공작무孔雀舞를 연상시킨다.

포 일행과 '관문 수호자'들인 늑대군대와의 쫓고 쫓기는 절박한 추격전이 전개된다. 그러나 몇 명에 불과한 포 일행에게 늑대군대는 대적하기에는 너무 많다. 중과부적衆寡不敵이다. 체포되어 셴 앞에 끌려오는 포 일행. 셴은 주인공 포가 출생의 비밀을 아는지 물어 본다. 아무것도 모르는 포. 허나 셴과의 대결 중에 셴의 옷에 있는 문장紋章 표식을 보고 어렴풋이 무의식 속으로 억압되어 있던 출생과 관련된 은밀한 에피소드들이 떠오른다. 포가 셴에게 묻는다. "당신이 그날 그 자리에 있었구나?" 셴 일당이 권력을 잡기 위해 반대세력을 무자비하게 살해하는 과정에서 이를 피해 달아나던 포의 생부, 생모가 불가피하게 포를 한적한 곳에 버리고 가는 현장에서 보았던 셴의 군대의 문장표식. 무의식 속에 억압되어 있던 희미한 사실들이 언뜻 언뜻 떠오르는 포. 그의 '내적인 문제'가 풀릴 듯한 기미가 보인다. 더구나 그의 '내적인 문제'는 뜻밖에도 '외적인 문제'와 중층적으로 얽혀 있었던 것이다.

죽지 않고서야 어찌 다시 살아나는 부활復活이 가능하랴?

셴과의 대결 중에 혼돈에 빠진 포. 셴은 자신의 성 밖으로 나가서 성 안에 남아 있는 포 일행에게 대포 공격을 개시한다. 그러나 대결 중에도 셴 군대의 문장표식만 보면 전의를 상실하고 혼란에 빠져버리는 포. 결국 셴 군대의 대포에 맞아 멀리 날라간 포. 영웅의 '시련'이다. 영웅의 '부활'은 이러한 시련과 극한의 시련인 '죽음'을 전제로 할 때만 성립가능한 말이다. 죽지 않고서야 어찌 다시 살아나는 부활이 가능하겠는가. 또한 이러한 부활의 경험을 통해서 주인공인 영웅은 자신의 내적·외적인 문제를 풀고 자신의 여정을 완주할 힘과 지혜를 얻게 된다.

한편 멀리 평화의 계곡 마을에서 시푸 사부는 포가 대포에 맞아 치명상을 입었음을 텔레파시처럼 감지한다. 이를 칼 융의 분석심리학에서는 '동시성의 원리'라고 부른다. 어떤 사건이 특정 원인에 의하여 특정 결과가 나왔다고 보는 것이 인과율이다. 반면 동시성의 원리는 같은 시공간에 있는 사건이 우연히 동시에 일어나면서 일치하는 것을 말한다. 이 영화에서처럼 멀리 떨어져 있는 포가 대포에 맞아 치명상을 입는 '물리적인 사건'이, 같은 시각 다른 장소에 있는 시푸 사부에게 하나의 '심리적인 사건'으로 동시에 경험되는 것이다.

"모든 번뇌와의 싸움을 그치고, 그것을 흘려보내라!"

대포에 맞은 뒤, 조그만 조각배에 실려 한없이 떠내려가는 포. 이 영화에서는 물水이 이 영화의 주제와 관련된 철학적 배경을 보여주기 위한 상징이다. 1편에서는 우그웨이 사부가, 2편에서는 시푸 사부가 내적 평정심을 유지하기 위해 내공을 연마하던 곳이 바로 호숫가다. 포와 5인방 일행이 셴의 근거지로 잠입해 들어갈 때도 물을 가로질러 배를 타고 간다. 포가 다시 셴의 대포 공격을 받고 어딘가로 튕겨나갔다가 떠내려가는 것도 조각배를 통해서다. 나중에 포가 셴의 대포 공격을 막아내는 곳 역시 호수 위의 전함이다. 더구나 셴의 한자표기는 심沈이다. "물에 가라앉는다, 물에 빠진다"는 뜻이다. 인당수에 빠져 죽는 심청전의 심자가 우연히 채택된 것이 아니듯, 셴沈이란 이름도 제작진의 의도가 개입된 이름이다. 이런 맥락에서 중국인들은 세상천하를 일러 강호江湖라고 하는 것이다.

이렇게 한없이 두둥실 떠내려 온 주인공 포는 누군가의 집에서 침과 부항 치료를 받는다. 점쟁이 할멈 양羊의 집이다. 포의 출생의 비밀을 신탁을 통해 이미 다 알고 있는 점쟁이 할멈은 포의 기억을 되살려주기 위해 노력한다. "모든 번뇌와의 싸움을 그치고, 그것을 흘려보내라!"Stop fighting, let it flow!라고 포에게 말한다. 번뇌 또한 한곳에 가두지 말고 물처럼 흘려보내라는 '물의 철학'을 담고 있다고 하겠다.

"판다 넌 누구냐?"
"나는 포다. 나는 삿갓이 필요하다!"

점쟁이 할멈은 포의 다친 몸을 침과 부항을 통해 치료해주기도 하지만, 또 한편 포가 자신의 무의식 깊숙한 곳에 감춰진 출생의 비밀을 의식수준으로 끄집어내는 데 도움을 주기 위해 노력한다. 이런 과정을 심리학에서는 '의식화'라고 한다. 의식화는 그 자체로도 치료효과가 있는 경우도 있다.

-할멈이 묻는다.

"판다 넌 누구냐?"

-포가 답한다.

"나는 포다. 나는 삿갓이 필요하다!"

점쟁이 할멈의 정신분석의 효과 때문일까? 포는 출생의 비밀과 관련하여 어느 정도 부모와의 이별 장면을 의식화하는 데 성공한다. '내적인 문제'가 어느 정도 풀리는 계기다. 여기서 포가 말한 삿갓은 포의 고향이자 판다의 고향인 중국 사천성 사람들이 쓰는 모자로, 포의 의식화가 이루어졌다는 방증傍證이다.

토끼와 돼지 등 평화의 계곡 주민들이 평화로운 일상을 보내는 배경인 운하運河를 통과하는 셴의 전함들. 뭔가 터지기 직전의 불길함이 계곡과 호수 주변 도시 전체에 암운暗雲을 드리운다. 드리워진 어두운 구름은 '그림자'인 셴의 등장을 알리는 표징이다.

드디어 삿갓을 쓰고 나타난 포. 자신의 '내적인 문제'는 해결하였으니 이제는 셴을 물리쳐서 평화의 계곡을, 아니 강호 전체, 즉 중국을 구원해내는 '외적인 과제' 해결만 남은 셈이다. 이들과 더불어 조언자이자 영적인 지도자인 시푸 사부도 '변신자재자'인 황소 사부와 악어 사부를 설득하여 '협력자'로 만들어 셴과의 대결에 동참한다. 치열한 재대결이 시작되고 셴은 대포 발포명령을 거부하는 애꾸눈 늑대를 살해하고 직접 대포공격을 시작한다.여기서 애꾸눈 늑대는 마지막 양심으로 발포를 거부한다. '관문수호자'에서 '협력자'로 변신한 셈이다.

"최고의 경지는 물이 흐르는 것과 같은 유연함에 있다"

다시 셴이 쏜 대포를 맞고 물에 빠진 포. 간신히 빠진 물속에서 헤엄쳐 나온다. 엄청난 시련이 다시 시작된 것처럼 보인다. 그러나 포가 지난번에 이어 이번에 다시 물에 빠졌다가 살아나오는 장면은 신화에서 물이 갖는 '재생'再生과 '부활復活'을 상징적으로 보여주는 의도된 장면이다. '내적인 문제'가 어느 정도 해결된 포는 이미 이전의 그가 아니다. 커다란 시련을 겪으면서 많이 단련鍛鍊이 된 포는 '내적 평정심'內的 平靜心이라는 커다란 '보상'을 이미 획득했기 때문이다.

이렇게 내적 평정의 단계—태극권에서는 이를 심평기정心平氣靜이라 한다—에 이른 포는, 유연한 몸놀림으로 셴이 쏜 포탄砲彈을 손으로 받아 연이어 셴에게 되돌려 보내는借力回擊 놀라운 내공을 보여준다. 이것이 바로 태극권太極拳에서 말하는 "넉 냥四兩의 작은 힘으로도 천근千斤이나 되는 큰 힘을 발휘한다"는 이른바 사량발천근四兩發千斤의 경지다. 적이 천근이나 되는 큰 힘으로 공격해 오면 상식적으로 그에 대응하는 그 이상의 힘이 필요할 것 같지만 실제로 그 공격의 방향만을 바꿔주는 데는 넉 냥의 작은 힘만 있어도 가능하다는 것이다.

물 흐르는 듯이 유연한 포의 무공. 이는 또한 부드러운 물水의 속성과 같은 태극권이 활활 타오르는 강렬한 불火처럼 거센 셴의 포탄공격을 이긴다는 수극화水剋火의 원리가 담겨있다. 물은 내적인 평정심에 도달하여 '부드러움으로 강한 것을 이기고', '정적인 것으로 동적인 것을 이기는' 태극권의 이유제강以柔制剛과 이정제동以靜制動의 원리를 각각 상징하기도 한다. 바꿔 말하면 이 영화에는 "최고의 경지는 물이 흐르는 것과 같은 유연함에 있다"는, 노자가 《도덕경》道德經에서 말한 상선약수上善若水의 철학이 일관되게 흐르고 있는 것이다.

포의 최후 반격과 평화의 계곡으로의 귀환

포의 최후의 반격을 지켜보는 셴은 말할 것도 없고, 시푸 사부 역시 포의 내공에 감탄한다. 포의 최후의 반격으로 무너진 전함의 나무기둥에 맞고 쓰러져 최후를 맞는 셴. 내적 평정에 다다른 포의 공격에 셴沈은 이름 그대로 물에 빠져沈 죽는다. 심청이나 포가 물에서 다시 살아나 부활한 것과 대조된다.

셴의 죽음 앞에 평화의 계곡 백성들은 축포를 쏘며 용의 전사의 귀환歸還을 열렬하게 환영한다. 셴의 죽음과 함께 '외적인 문제'도 풀렸다. 물론 출생의 비밀이 풀리면서 내적 평정심을 찾은 포의 '내적 문제'도 풀렸음은 이미 말한 사실과 같다.

-오리 양아버지가 판다에게 묻는다.

"넌 누구냐?"

-판다가 대답한다.

" 전 아빠의 아들이에요!"

사족蛇足
한국인 감독 여인영과 영화 제작진의 놀라운 프로근성

이 영화를 보면서 놀란 것은 할리우드 영화 제작진의 프로근성이다. 전문가의 철저한 고증을 받은 것은 말할 것도 없고 실제로 사천성 성도(成都)의 판다 보호단지는 물론이고, 북경, 산서성, 무당산, 소림사 등 중국의 전통양식의 건축물이 남아있는 도시나 무술의 본거지, 도교사원이나 불교사찰 등 중국 각지를 직접 여러 차례 답사하여 그 결과물을 충실하게 담아낸 것이다. 그래서 화면 곳곳에는 중국문화의 특색이 그대로 살아있는 각종 건축, 복장, 조각, 미술, 회화, 놀이, 음식, 거리풍경 등을 화보집을 들여다보듯이 생생하게 볼 수 있다.

예컨대, 주인공 포가 늑대군대와 싸울 때 토끼가 연주하는 알후(二胡)라는 악기와 전통음악, 거리의 포장마차(黃包車), 골목의 붉은 등불(紅燈), 호화로운 전통 성곽에서부터, 중국 사천성의 거리에서 파는 국수(担担麵), 사천식 샤브샤브(川味火鍋) 오리, 양부가 파는 국수(麵條)와 만두(包子), 그리고 호남성 특산물인 썩힌 두부(臭豆腐)에 이르기까지. 참! 영화 시작하자마자 주인공 포가 먹어대는 고기만두(大肉餡包子)도 빼놓을 수 없다.

또한 이안 감독의 〈와호장룡〉(臥虎藏龍)에서 본 듯한 고요한 정취의 중국 풍경이나 장예모 감독의 〈영웅〉(英雄)과 이연걸 주연의 〈태극장삼풍〉(太極張三豐)에서 보이는 무술장면, 그리고 성룡의 각종 영화를 대놓고(?) 창조적으로 벤치마킹한 것은 가히 수준급이다. 코믹스러운 포의 연기는 천상 성룡의 코믹연기를 연상시킨다. 물론 〈쿵푸팬더 2〉를 감독한 한국인 여인영 감독이 어려서부터 홍콩무협 영화를 보고 자랐다고 고백한 만큼, 다른 많은 홍콩영화의 영향권에서도 자유롭지 못하겠지만 말이다.

나는 이번 칼럼집이 독자들에게는 축복이라고 생각한다. 세상을 이렇게 보는 것도 좋겠구나! 이렇게 살아가면 심신이 건강해지겠구나! 세상은 절묘하게도 묘한 가치의 사슬로 연결되어 있구나! 이런 공감을 하면서 행복한 깨달음을 얻을 수 있게 해 주는 책이기 때문이다.

/ 윤은기(중앙공무원교육원장)

황금보다 현금, 현금보다 지금, 지금보다 흉금이란 말이 있다. 부귀영화가 오늘을 즐겁게 사는 태도에 못 미치고, 이 순간을 쾌히 움켜쥐어도 마음에 품은 생각이나 감정을 스스럼없이 털어놓지 못하면 무상하다는 뜻이다. 필자의 건강철학은 흉금이 통하는 벗과 나누는 대화와 같아서 보약이 따로 없다.

/ 정재숙(중앙일보 JTBC 문화부장)

너나없이 인문학을 주워섬기는 '궁핍한 인문학의 시대'에 훌륭한 저작이 나왔다. 폐질환 예방책으로 '노블레스 오블리주'를 제안하고, '골드러시'와 '캘리포니아 오렌지'를 짜내며, 노안(老眼)은 '너 자신의 이야기를 하라'는 뜻이라 에둘러 말한다. 동서고금의 씨줄과 날줄을 엮어내는 저자의 인문학적 통찰이 놀랍다.

/ 강재형(MBC 아나운서. 전 아나운서연합회장)

이 책은 궁극적으로 의학서적이다. 그의 진맥은 '아이의 태반을 먹겠다'는 외국 배우의 발언이나 '삼선짬뽕에 해삼이 없어 시비 붙은' 신문 귀퉁이 가십에서 시작된다. 그래서 쉽게 읽힌다. 동서양 고전철학과 역사, 심리학을 자유롭게 주유하는 작가의 지적 오지랖 덕분에 이 책의 독자는 문장 한 줄마다 넘쳐나는 방대한 지식의 샘을 만날 것이다. 작가의 인문적 지식은 그저 현학적 차용에 그치지 않고 시사적 관심으로 확장되어 촌철살인의 세태비평에 이른다. 이 책은 인문교양서이기도 한 까닭이다.

/ 조영석(금호아시아나그룹 홍보팀장)

국내외를 넘나들며 내공을 쌓아온 저자가 마음과 몸이 아픈 이들을 위해서 펜을 들었다. 도연명에서 톰 크루즈까지 망라하며 '인문학적 관점에서 본 의학', '의학적 관점에서 바라 본 인문학'이라는 새로운 장르를 개척하고 있다. 매일 신문에 나오는 뉴스와 생로병사에 관심을 가진 이들은 밑줄을 그어가며 읽는 재미를 누리시길!

/ 이하원(조선일보 정치부 차장. 《세계를 알려면 워싱턴을 읽어라》의 저자)

불혹의 나이에 내 몸은 이미 내 것이 아니다. 하지만 이 책을 읽으면 내 몹쓸 몸을 이끌고 충북 제천시 제천시장에 가서 공룡 뼈인 용골을 찾아 헤매고 싶어질 것 같다. 그리고 입가심으로 향유고래가 간밤 쓰린 속에 토해놓았을 용연향을 줍기 위해 동해안 이름 없는 해변을 쏘다닐지도 모른다. 단순한 건강 상식에 머물러 있던 의학정보에 시간과 공간을 뛰어넘는 인문학적인 상상력을 입힌 지은이의 입담에 침침해진 마흔의 눈이 환해진다.

/ 권은중(한겨레신문 기자)

기자로서 기업 최고경영자(CEO)들을 만날 때마다 꺼내는 덕담이 '나이보다 건강해보여요'다. 여기에 목말라 있는 CEO들에게 일독을 꼭 권하고 싶다.

/ 이승훈(매일경제신문 기자)

신문과 인연이 많은 필자의 저널리스트적인 감각이 돋보이는 글. 일선기자들은 사건을 정치적, 사회적으로 분석하는 데 그치지만, 필자는 그가 가진 해박한 지식을 바탕으로 사건을 의학적, 심리학적으로 해석하고 분석해 준다.

/ 김기용(동아일보 채널 A 기자)

저자와의 대화

보다 많은 이야기를 작가와 나누고 싶다면
스마트폰으로 QR코드를 찍어 보세요.

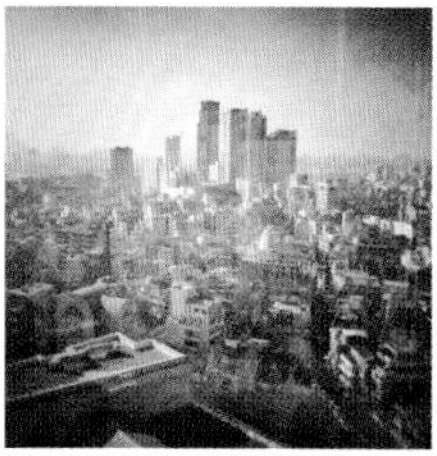
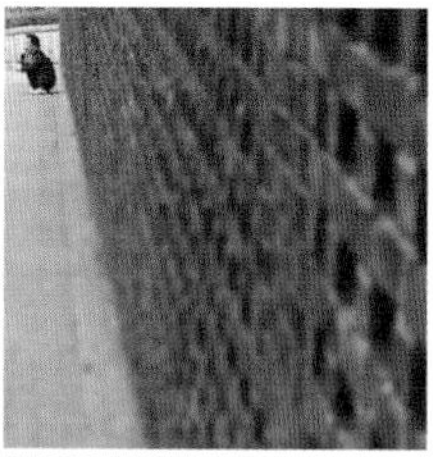
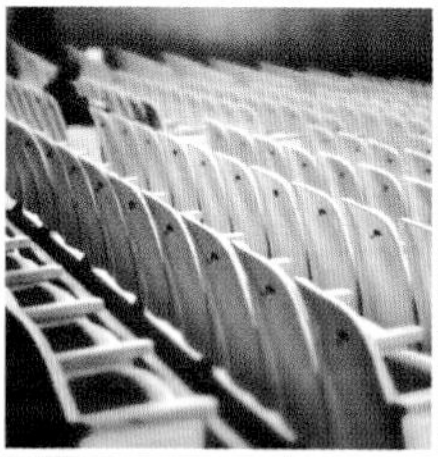
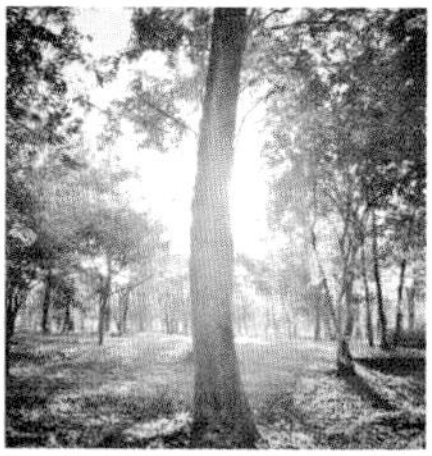
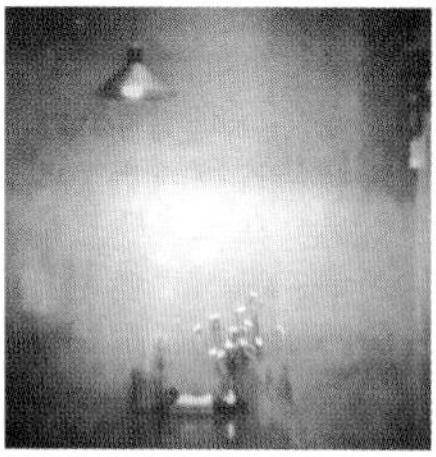
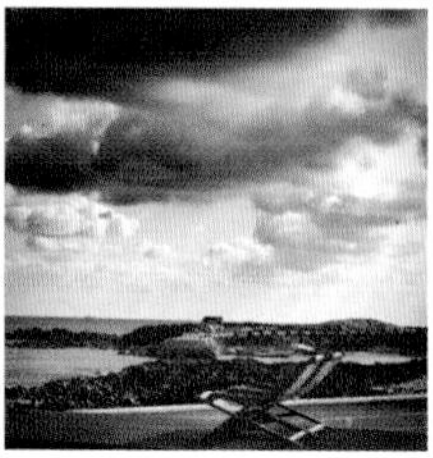
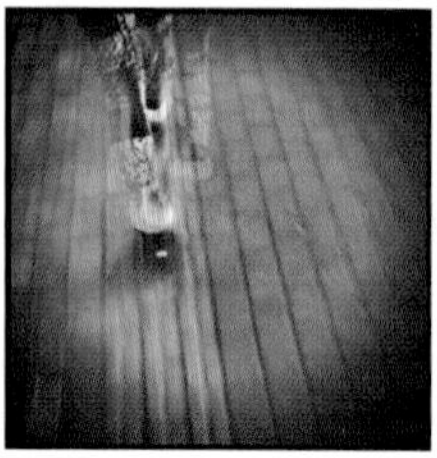
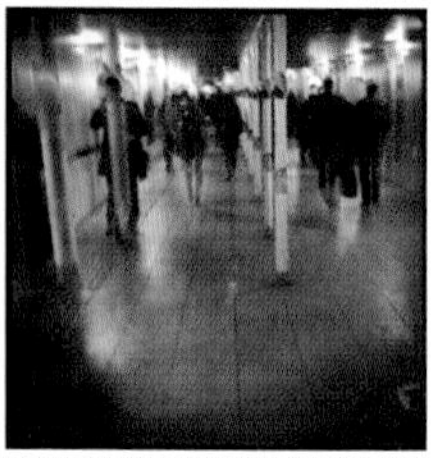
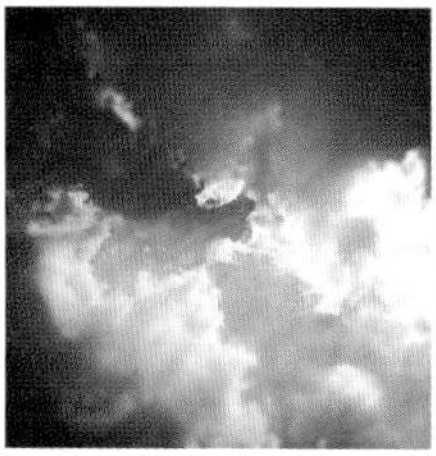
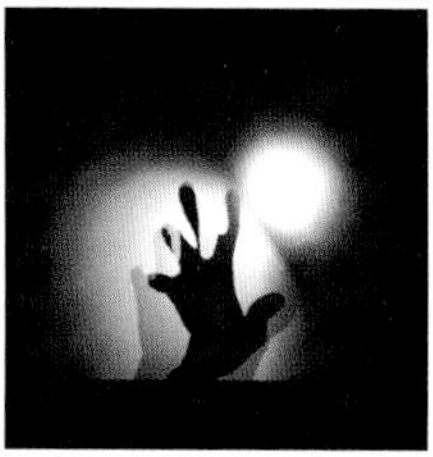
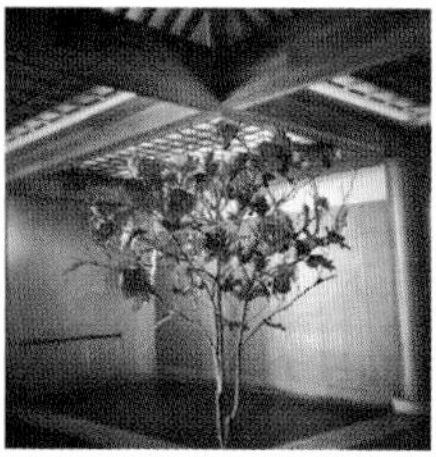
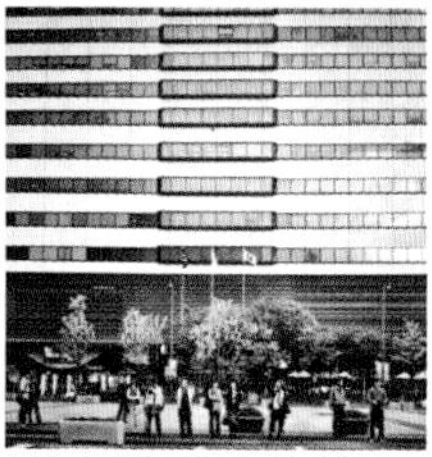
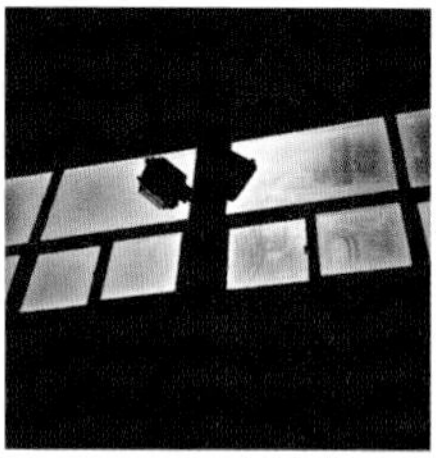
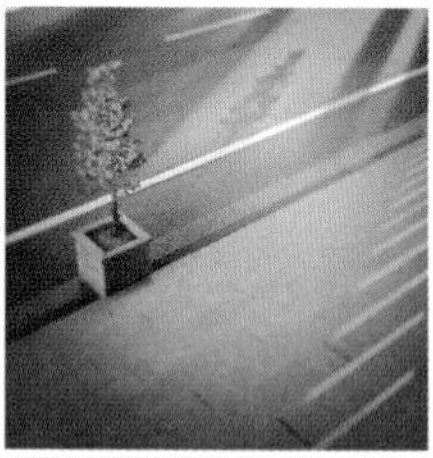
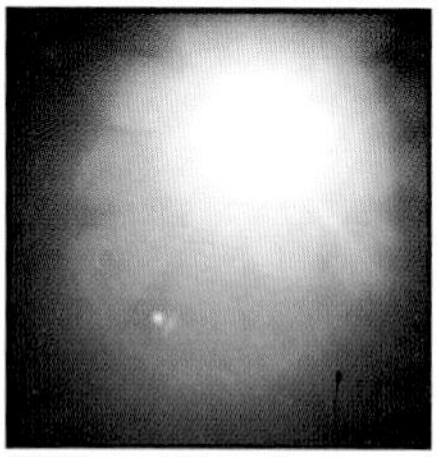
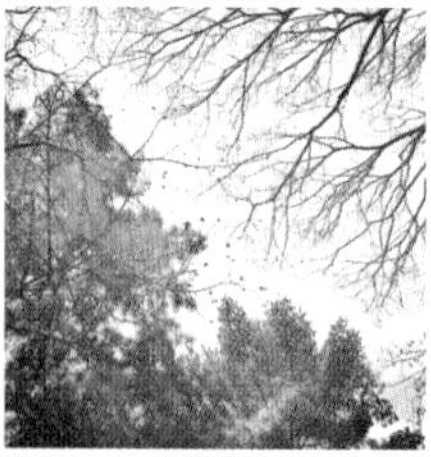
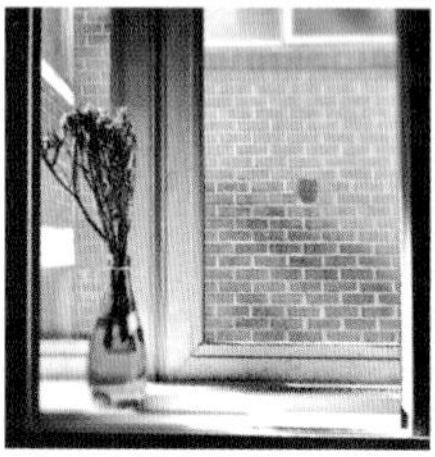
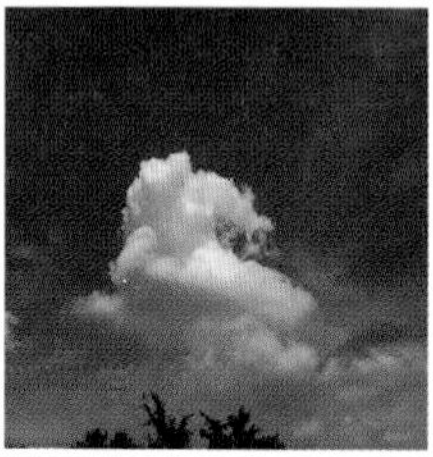
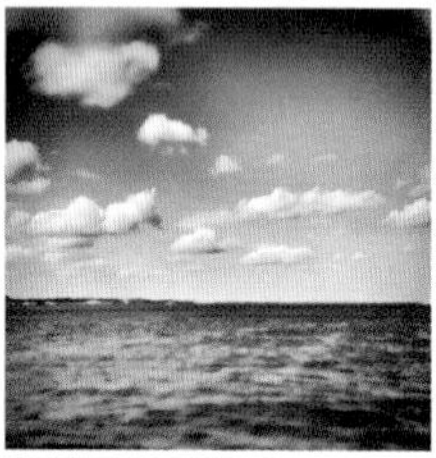
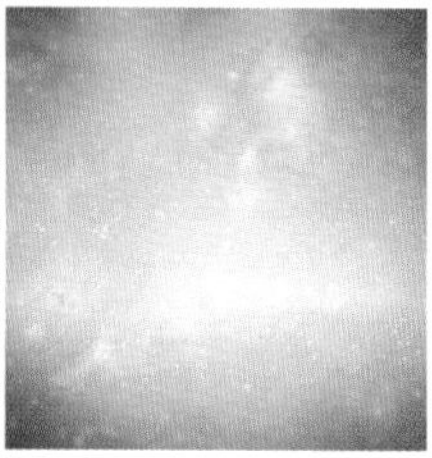
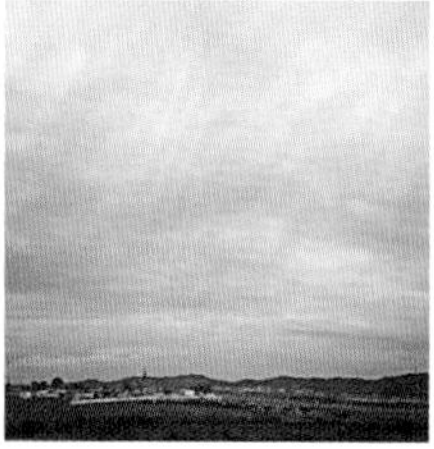
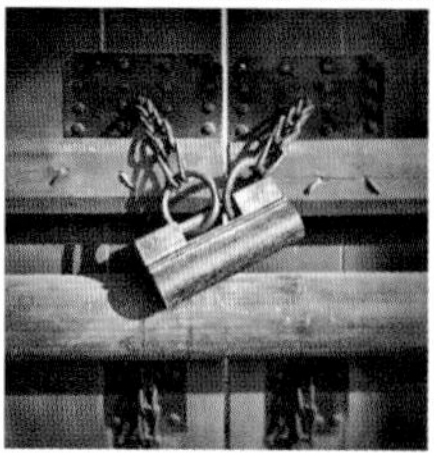
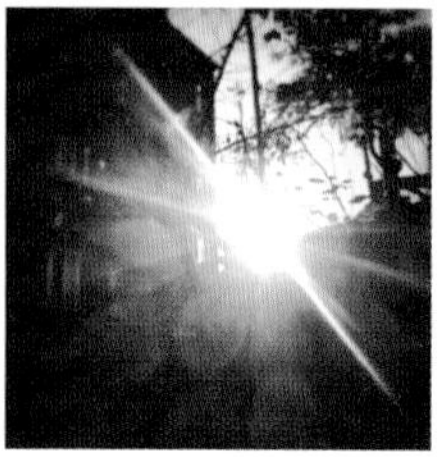
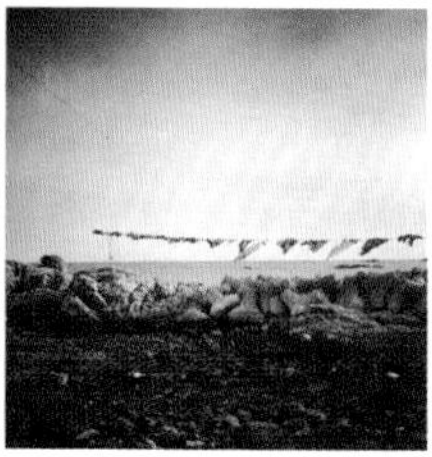

핸드폰이라는 것은

가장 손쉽게 들고 다닐 수 있는 카메라이다.

내가 만났던 공간, 내가 만날 공간

그 공간들을 가장 먼저 다가가

기억할 수 있는 추억거리들을 만들어 주는

고마운 친구와도 같은 존재이다.

사진작가 **노승환**

www.rohsh.com

안정효 전작 장편소설

솔섬(전3권)

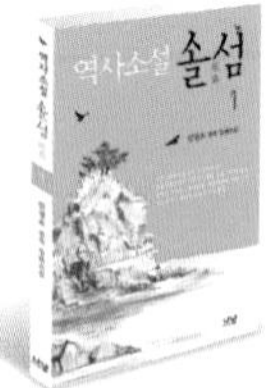

정치풍자로 '통'하였다!

느닷없이 솟은 환상의 섬, 솔섬을 차지하려 썩은 권력과 냄새나는 돈이 뭉쳤다. 한국의 현대 정치는 어떻게 살아남았는가? 배꼽이 눈물을 머금는 잔혹 코믹 액션 정치다큐!
• 각 권 290면 내외 | 각 권 11,800원

은마

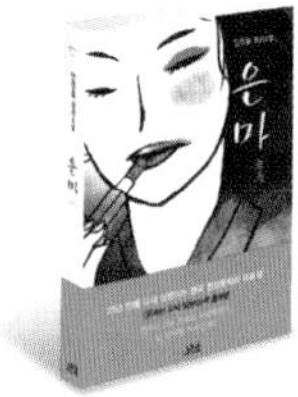

엄마가 이상하다

파란 눈의 은마 장군이 평화로운 금산리 마을에 나타나자 온 마을이 고개 돌리고 입 다물었다! 어린 만식이는 그만의 전쟁을 시작해야 했다. 6·25 전쟁문학의 백미! • 504면 | 13,800원

미늘

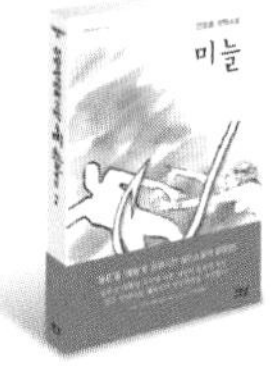

파도치는 밤바다,
남녀의 길고 높은 비명소리

자기 인생을 허락받지 못한 백화점 사장과 정해진 인생을 잠시 벗어나려던 젊은 여자의 욕망에 떨고 절망에 몸을 던지는 치명적인 그들의 운명! • 472면 | 13,800원

요하(전3권)

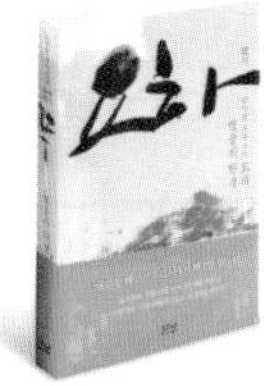

김성한 대하소설

대륙을 빼앗기고 역사마저 빼앗길 것인가!

고구려여, 너를 위해 내 뜨거운 피를 바친다! 사랑이여, 너를 위해 타오르는 내 심장을 바친다! • 각 권 420면 내외 | 각 권 12,800원

왜란(전3권)

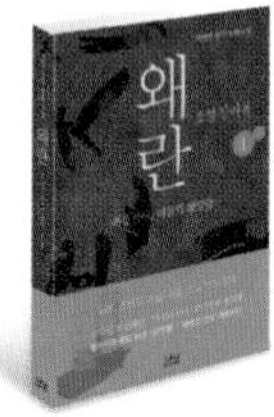

이번영 장편소설

임진왜란에 대한 불편한 진실을 파헤치다!

420년 전 오늘, 조선을 무너뜨린 것은 일본이었을까? 일신의 안위만 걱정하는 임금, 권력다툼에 빠진 신하들, 굶주림에 떠도는 백성들…모두가 버린 나라 조선을 일본이 가지려 한다!
• 각 권 450면 내외 | 각 권 13,800원

대적

《전우치》의 작가 권오단의 신작 장편소설

조선 최고의 의적 홍길동,
그를 오늘의 시선으로 읽는다

"하늘이 낸 큰 도적은 천하를 훔치고, 그보다 작은 도적은 나라를 훔치네. 세상에 수많은 사람들의 마음에 도적의 그릇이 있으되 자네는 어떤 그릇을 가지고 있는가?"

나남 nanam TEL:031)955-4601
www.nanam.net

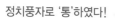

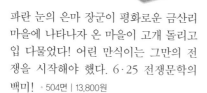

상상력 공장장_임헌우 교수가 들려주는 꿈과 희망,
그리고 상상력에 관한 감동적 메시지

상상력에 엔진을 달아라

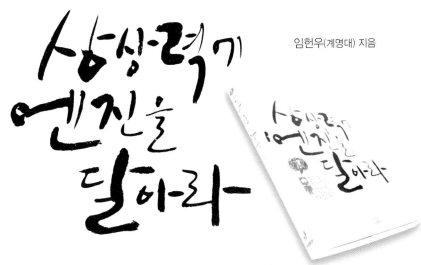

임헌우(계명대) 지음

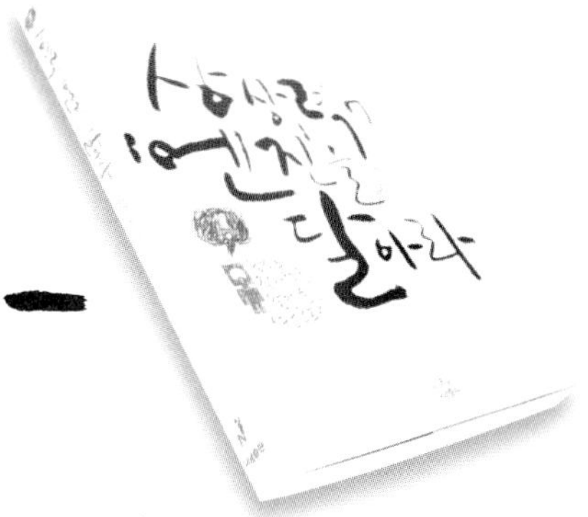

당신의 잠재력을 열어줄 캔 오프너!

상상력 공장장 임헌우 교수의 이 책은 기발한 광고 아이디어, 복잡하고 다양한 마케팅의 법칙들을 풍부한 시각자료와 함께 유쾌한 필치로 소개한다.
당신의 생각에, 그리고 열정에 상상력의 터보엔진을 달고 싶은가?

· 크라운판 변형 | 올컬러 | 252면 | 18,000원

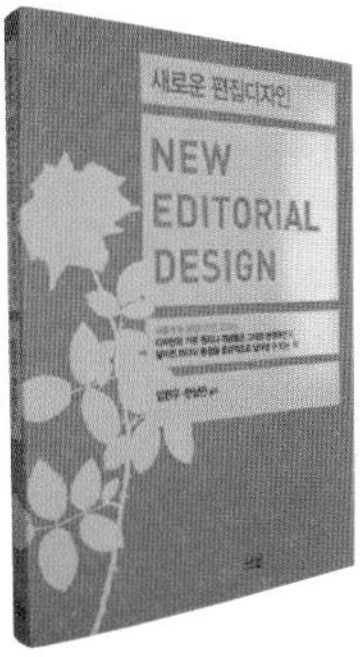

"편집디자인은 모든 디자인의 시작이자 끝이다."
"편집디자인은 정보와 공간에 대한 설계 시스템이다."

새로운 편집디자인

임헌우 · 한상만(계명대) 공저

편집디자인의 개념도 달라져야 한다! 급격하게 변화하는 미디어 환경을 효과적으로 반영하면서도 디자인의 기본 원리와 개념을 충실히 담아낸, 편집디자인의 새로운 지침서!

· 4×6배판 | 올컬러 | 272면 | 22,000원

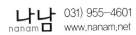

나남 nanam 031) 955-4601 www.nanam.net

미셸 푸코 세기말의 프랑스 문명비평가

Michel Foucault

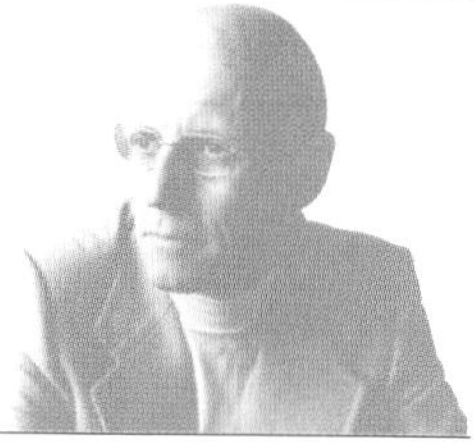

광기의 역사

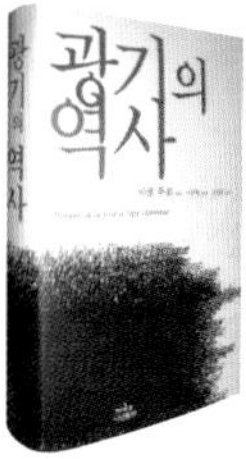

이규현 옮김 오생근(서울대 불문학과 명예교수) 감수

푸코를 세상에 알린 기념비적 작품으로 '이성적'시기로 알려진 고전주의 시대, 이성에 의해 비이성/광기가 감금·배제되는 과정을 현란한 문체로 써내려간 푸코의 역작!

• 양장본 | 872면 | 38,000원

감시와 처벌 –감옥의 역사

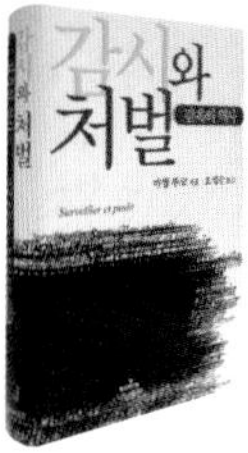

오생근(서울대 불문학과 명예교수) 옮김

보이는 감옥이건 보이지 않는 감옥이건 지배권력의 가장 중요한 기구이자 장치인 감옥의 탄생은 군대·병원·공장 학교 등의 소단위 권력체제를 통해 지금도 확산되고 있다.

• 양장본 | 472면 | 23,000원

성의 역사 1·2·3

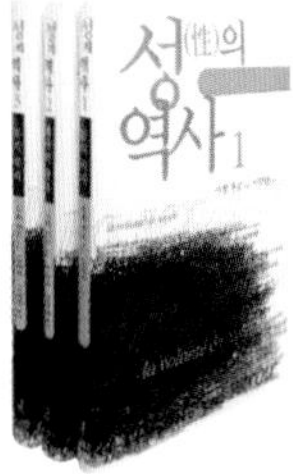

性은 권력의 표현에 다름아니다!
절제와 극기라는 덕목을 상실해버린 우리에게 자기성찰의 기회를 부여해 주는 미셸 푸코의 도덕 메시지!

제 1권 **지식의 의지** 이규현 옮김
제 2권 **쾌락의 활용** 문경자 · 신은영 옮김
제 3권 **자기배려** 이혜숙 · 이영목 옮김

• 양장본 | 각 권 290면 내외 | 1권 10,000원 2, 3권 15,000원

나남 nanam TEL:031)955-4601
www.nanam.net